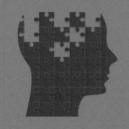

松鼠之家
失智症大地

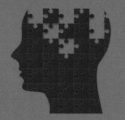

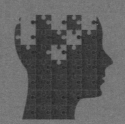

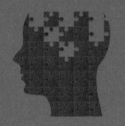

松鼠之家
失智症大地

松 鼠 之 家
失智症大地

成大醫學院神經學及老人學教授　白明奇　醫師 ◎ 著

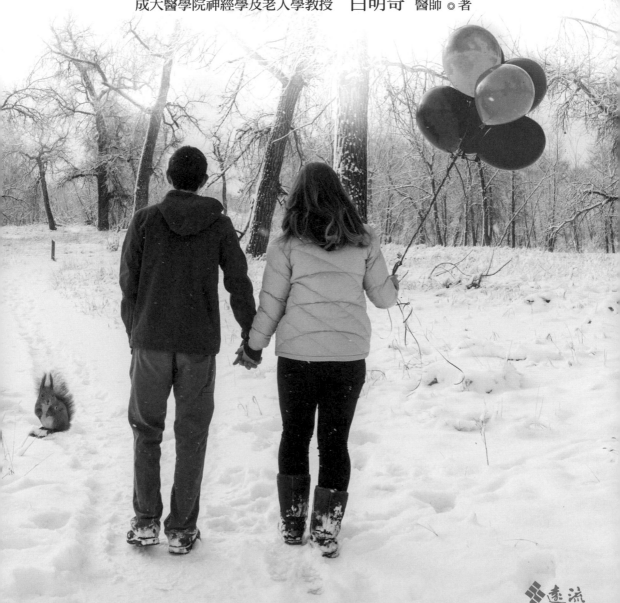

遠流

《大眾心理學叢書》
出版緣起

王榮文

一九八四年，在當時一般讀者眼中，心理學還不是一個日常生活的閱讀類型，它還只是學院門牆內一個神祕的學科，就在歐威爾立下預言的一九八四年，我們大膽推出《大眾心理學全集》的系列叢書，企圖雄大地編輯各種心理學普及讀物，迄今已出版達兩百種。

《大眾心理學全集》的出版，立刻就在臺灣、香港得到旋風式的歡迎，翌年，論者更以「大眾心理學現象」為名，對這個社會反應多所論列。這個閱讀現象，一方面使遠流出版公司後來與大眾心理學有著密不可分的聯結印象，一方面也解釋了臺灣社會在群體生活日趨複雜的背景下，人們如何透過心理學知識掌握發展的自我改良動機。

但十年過去，時代變了，出版任務也變了。儘管心理學的閱讀需求持續不衰，我們仍要虛心探問：今日中文世界讀者所要的心理學書籍，有沒有另一層次的發展？

在我們的想法裡，「大眾心理學」一詞其實包含了兩個內容：一是「心理學」，指出叢書的範圍，但我們採取了更寬廣的解釋，不僅包括西方學術主流的各種心理科學，也包括規範性的東方心性之學。二是「大眾」，我們用它來描述這個叢書的「閱讀介面」，大眾，是一種語調，也是一種承諾（一種想為「共通讀者」服務的承諾）。

經過十年和二百種書，我們發現這兩個概念經得起考驗，甚至看來加倍清晰。但叢書要打交道的讀者組成變了，叢書內容取擇的理念也變了。

　　從讀者面來說，如今我們面對的讀者更加廣大、也更加精細（sophisticated）；這個叢書同時要了解高度都市化的香港、日趨多元的臺灣，以及面臨巨大社會衝擊的中國沿海城市，顯然編輯工作是需要梳理更多更細微的層次，以滿足不同的社會情境。

　　從內容面來說，過去《大眾心理學全集》強調建立「自助諮詢系統」，並揭櫫「每冊都解決一個或幾個你面臨的問題」。如今「實用」這個概念必須有新的態度，一切知識終極都是實用的，而一切實用的卻都是有限的。**這個叢書將在未來，使「實用的」能夠與時俱進（update），卻要容納更多「知識的」，使讀者可以在自身得到解決問題的力量。新的承諾因而改寫為「每冊都包含你可以面對一切問題的根本知識」。**

　　在自助諮詢系統的建立，在編輯組織與學界連繫，我們更將求深、求廣，不改初衷。

　　這些想法，不一定明顯地表現在「新叢書」的外在，但它是編輯人與出版人的內在更新，叢書的精神也因而有了階段性的反省與更新，從更長的時間裡，請看我們的努力。

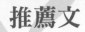
行政院院長序
用愛和包容，克服遺忘

賴清德

依據國際失智症協會（ADI）推估，2017 年全球將新增 1 千萬名失智症案例，平均每 3 秒就有一人罹患失智症。台灣跟世界一樣，失智症問題愈來愈嚴重，根據衛福部推估，2017 年底台灣失智症人口已超過 27 萬人，平均每 100 人中，就有超過 1 人罹患失智症，其中屬中、重度失能者，又占 44%。以前，很多失智症患者的家屬都以為年紀大了就會忘東忘西，因而忽略了就醫的重要性，但事實上他是已經生病了，應該要接受治療及照護。

失智症病友症狀不單純只有記憶力減退，還會影響到其他包括語言能力、空間感、計算力、判斷力、抽象思考能力、注意力等各方面功能的退化，同時還可能出現一些足以影響其人際關係與工作能力的症狀，有許多家屬為了照顧失智親人而提早退休、離開職場或影響工作績效，對國家經濟發展及生產力也造成負面影響，因此，這是政府在推動長期照顧政策中，不得不嚴肅面對的課題。

過去政府對失智症的關注較為不足，失智症病友及其家屬也缺乏足夠可以尋求協助的資源，如今政府已在「長照 2.0」政策中，將 50 歲以上的失智症患者納為服務對象，設有日間照顧、喘息、團體家屋等相關支持措

施，並將於全台設立 20 個失智共同照護中心。去（2017）年底，衛福部更提出「失智症防治照護政策綱領暨行動方案 2.0」，加強對失智症的預防和治療，提升失智症確診率及服務覆蓋率，以喚醒國人對失智症更多的瞭解和關注。

台灣臨床失智症學會白明奇理事長，是我以前的好同事，也是台灣研究失智症的權威，他在台南行醫時，即創立全台灣第一個地區性失智症協會——「熱蘭遮失智症協會」，長年耕耘失智症長者和病患照護領域，對於其理想、企圖心，及嚴肅面對失智症的社會問題，我非常感佩。

明奇兄不僅於實務上對失智症的治療和預防貢獻良多，更將臨床經驗撰寫成書，分享給社會大眾，這次他所出版《松鼠之家－失智症大地》，載錄了他多年來的臨床案例，用最貼近生活的淺白故事來告訴大家，失智症者的困難和需要被外界理解、接納之處，以及如何用健康的心態，來面對這個可能出現在你我周遭的疾病，同時也點出了「重視病人、重視專業」這樣的人文素養，才是失智照護最重要的工作。**明奇兄這本新書，不僅是認識失智症的入門窗，更提醒了我們，要用愛和包容，克服遺忘。**

儘管現今醫學無法使失智症痊癒，但全世界的醫界仍然不放棄希望。除了要儘早發現和治療外，對於失智症病友及家屬來說，最重要的就是社會要建立起互助網絡，對家屬、照顧者伸出援手。我會要求政府部門努力建立照顧失智症患者的友善環境，整合政府、民間的照顧資源，發展「友善社區」，不讓有失智症患者的家庭，獨自面對恐慌與無助。

2018 年 01 月 10 日

仁醫愛的分享

國立成功大學校長　**蘇慧貞**

認識白醫師已近 20 年，他是一位具有仁心仁術的好醫師，獨樹一幟的阿茲海默症特別門診更是遠近馳名，是位受尊崇的神經科醫師和教授，也因此榮獲 106 年全國好人好事代表的肯定。身兼數職的他同時也協助我推展海外校友會務，透過醫療專業的服務，擴大對於各地校友的鏈結，貢獻良多。如此不可思議的行程中，他依然出席各個與失智症相關的重要會議，而今，令人歎為觀止地，他的新書《松鼠之家─失智症大地》即將問世。

實現理想需要勇氣和熱忱。閱讀白醫師的新作品，很自然會被他流暢的文字力量所吸引，他深厚的文學藝術底蘊，也由文章中可窺知一二。經由 50 多篇有關失智症的故事，他除了帶領大眾認識此症；也透過認知與行為神經學，了解人腦與行為之間的關係，讓大家及早發現病徵並有助於早期失智症診斷。

在《松鼠之家》一書中：我們看到有位司機葉運將迷路了。他開著車，突然感到街道上的景物變得完全陌生，一時間，不知道回家的路。經

過白醫師腦部電腦斷層掃描證實，葉運將右邊的中大腦動脈分支塞住了，影響了認路的關係部位。還有知名喜劇泰斗羅賓威廉斯也因罹患路易體失智症，造成幻聽、視幻覺而離開了人世。凡此種種，都讓我們產生身歷其境的認知。

白醫師也在本書中提醒：失智症已經是一個不可抵擋的高齡盛行狀態，今天全世界每三秒就有一個失智症病人被診斷出來，隨時都有人面臨失智症的衝擊與影響。對於這樣一個重要且盛行率高的疾病，衛生福利部、教育部、地方政府等都有義務持續宣導與教育民眾，也應該對於失智症的治療和長照有更妥適積極的準備。

失智若能早期發現是可以延緩惡化、甚至有機會有效預防。白醫師多才多藝，看到的新書即將付梓，我衷心感佩與祝福，也相信他的新作品能讓更多人受惠，成功大學與有榮焉！

2018.01.08 於成大校長室

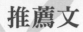

「記得」與「遺忘」

台北醫學大學副校長　黃朝慶

　　每年的最後一天，我一定會去買一份以整頁版面描寫當年離世但留給台灣長遠影響的人物報紙，兀自一人，讀每個人扼要的文字素描，然後靜靜地凝視每一個臉孔，希望深度體會每一個靈魂以不同的生命力，在台灣的土地上如何走過且刻劃下的重要痕跡。

　　報紙以片段的記錄及影像，嘗試從特定的視角，依其在特定的時空情境下所做出特別的事跡，來重現或素描此過世者，讓逝者可以藉此活生生地印刻在讀者的腦海裏，在「遺忘」中可被「記得」！

　　記憶似流水，若沒有加上特定時空背景下人、事、地、物的交織構圖，只似一團不斷流逝的失焦淺記憶，不僅單調乏味，而且易受歲月擦拭磨滅；但若有特定時空背景下的事件產生深層標記的層層記憶，加上日後各種角度的提取和描繪，才能形成一個所謂「特定記憶」的人生。

　　雖然現在手機有全景攝影功能，人卻很難有全景記憶，除了非常少數如神經心理大師盧力亞（Alessandro Romanvich Luria）所記載的那個有攝影式過目不忘的記憶天才外，大部分的人都是選擇性存檔，之後再以特定角度或關鍵元素來提取及重建，此拼圖就構成所謂的記憶，由此可知記憶本身的片面性。

再從 Daniel Schaffer 所揭示記憶的「**得**」（尋找記憶，Searching for Memory) 以及記憶的「**失**」（記憶七罪，The Seven Sins of Memory：健忘、失神、空白、錯認、暗示、偏頗、糾纏），更可了解記憶的進化適應性及單薄脆弱性。

如果，

To Be Or Not To Be is A Question，

那麼，

「**記得**」與「**遺忘**」更是一個邊界不清的大交戰。

2017 諾貝爾文學獎得主石黑一雄的新作（Buried Giant，被埋葬的記憶），透過在不列顛人與撒克遜人不斷交戰的後亞瑟王朝時代，一對年邁逐漸失憶的夫婦在一個春寒料峭的清晨，決定出發去尋找他們多年未見但似依稀記得的兒子。在充滿驚奇及危機四伏的旅途中，當目的愈來愈近，他們卻逐漸領悟或許「遺忘才能讓人相愛」，若苦苦追尋回憶，有多少怨恨要再度被撩起，藉此「移動的方式探索記憶與遺忘、歷史與現在以及虛幻和現實的關聯」。緊扣著石黑一雄持續關懷的主題：**記憶與遺忘的政治**，在當今騷動不斷的時代，什麼該遺忘？什麼可再回頭面對而刻骨銘心？如何處理不愉快的回憶在記憶與遺忘之間的拉扯？

不只個人，記憶的脆弱及不堪到處可見，機構、學校、國家的記憶亦然，不少基金會及國家領導人，就是深懷著「**被遺忘的恐懼**」，而遲遲掌權不放或強出頭，反而造成社會的動盪甚至災難。一個機構或國家，也常透過掛上肖像或抹去圖像，題字立碑或砍下銅像，利誘或監禁等各種手段，嘗試去竄改或消滅整體的歷史記憶。

但是，人的心智不僅是記憶與遺忘，其運作也包涵了多樣過程，有觀察、思考、想像、串聯、創意、選擇等。對環境的反應與選擇，如負面的憤怒、憂鬱、偏執、驕傲、嫉妒、記恨、貪婪、漠然；以及正面的喜悅、幸福、感恩、容、給予、關心，也同等重要地影響了生命的方向及意義。

因此，記憶並不是心智或生命的唯一，它僅是一部分……甚至是相當脆弱而易被操弄的部分。人的存在於取決腦海的各種串聯活動。所以，記得不等於智慧，忘記也不等失智！

其實，對心智而言，有「**心**」才能構成「**智**」。

所以，

記憶就等於真實嗎？

喪失記憶就等於失智嗎？

智能就等於記憶嗎？

想像力單靠記憶嗎？

創意需要記憶力嗎？

智慧就只等於記憶的化身嗎？

記憶是存在的唯一嗎？

一個態度，也是一種人生，勝過各式各樣的記得。

個人如此

學校如此

社會國家更是如此

 松鼠之家———**失智症大地**

若把「學理」改為「記憶」，那麼，歌德的名句「**一切記憶皆黯然，唯生命之樹永保長青**」，更可對應記憶之於生命。

從 2009 的《**忘川流域**》到 2015 的《**彩虹氣球**》，再行至到 2018 的《**松鼠之家**》，白教授從他多年行醫，經由觸碰病患的手及其家庭的一本本厚實的記錄簿中，以一位神經心智資深醫師的眼光，加上一個人文關懷學者的角度，低頭仔細地挑選出一個個不同損憶的病人，以腦科學精彩實例的解析出發，帶入對每一個人生命意義及家庭動力衝擊的描述。然後，再抬起頭來反思老人及長照的重要議題，對台灣的醫療、社會、以及政府各層面的考驗及提出的種種對策和作法。

本書娓娓寫來，深具腦醫學的深度，人文的廣度，以及社會政策的高度。在 2018 台灣進入老化元年之際，實在值得一讀。

2018 年 1 月
在寒流中寫於吳興街
（此文撰者黃朝慶同時也是成功大學醫學院
小兒科特聘教授暨台灣小兒神經醫學會理事長）

以一支神奇的鋼筆寫書

成大醫學院特聘教授　**湯銘哲**

在華航飛往新加坡途中，紅酒帶來的微醺，看著記事簿上排著八項待完成的事項，審稿、出考題、準備演講 PPT……，此時最適合寫寫感性的東西，想起白醫師的第三本書稿，昨晚讀到半夜一點，胸有成竹，可以下筆寫序。

我和白醫師都是北醫大的校友，北極星詩社的社員。他是小我八屆的學弟，我畢業後一年，白醫師才進入北醫，我與他失之交臂。後來在成大認識。2005 年，我和陳克華醫師一起出版了《桂冠與蛇杖——北醫詩人選》，白醫師也是作者之一，我們開始有了交集。我們的交集很人文，很有學院派的味道。在這個相濡以沫的過程，我從欣賞他對文學藝術的熱忱，到他對醫學學術的興趣，乃至社會服務的誠意，尤其是熱蘭遮失智症協會的成立，讓「利他」的實踐發揚光大，著實都讓我佩服。

我們都是理想主義者，但他更勇於實現理想。我們都喜歡舞文弄墨，但是白醫師比較執著上進。在網路發達的當代，電子資訊氾濫，我們在螢幕及鍵盤上的時間很多，用筆的時間越來越少。偶爾收到白醫師用鋼筆書寫的信箋，每次都覺得心頭為之一振。雖說文章乃千古事業，早年出書自有讀者粉絲，但這年頭網路乃當紅炸子雞，臉書廢文橫流，紙本書已不再

洛陽紙貴。出書要有讀者，而讀書者越來越少。寫書是需要智者，智者不易培養，倒是失智者越來越多。研究失智的白醫師深知「忘川」之痛，抓緊「彩虹氣球」之線，成為進入「松鼠之家」的智者。

「松鼠之家」這本書比前兩本都好看，因為鋪陳失智者大地，有故事也有劇情，不僅止於說理。白醫師給失智者的建議「三動兩高」常在我心。我第一次聽到三動兩高，是在 2015 年秋天，我請他到東海大學來上通識課程，那堂精彩演講留下的印象。三動指的是要運動、休閒活動與動腦筋，兩高是要高度學習，食物高度抗氧化。**三動兩高不僅適用於失智患者，對中年人以及漸趨高齡化社會的台灣，這不啻是帖毫不苦口的良藥。我們不分老少都樂於實踐之，自助而助人。**

多年來的觀察，我發現白醫師似乎閒不下來，他辦音樂會，他的頭銜與時俱增，去年開始還兼任成大校友中心副座，品酒功夫大增。最近他當選全國好人好事代表，「八德獎」固然實至名歸，但我覺得很好奇。查了一下主辦單位是國民黨身心障礙者保護基金會（現已更名），不禁莞爾。也許有人會擔心他會不會外務太多而江郎才盡，我的回答：他有一隻墨汁有如泉湧的鋼筆，只要沒事多寫書，多寫書就沒事。黃崑巖教授曾說，稱讚一個人多才多藝，無所不能，英文如此說: You can run a circus。準此，白醫師，憑您那一隻鋼筆，下次可以玩一個馬戲團。

2017.12.10 初稿

2018.01.08 定稿

作者序

白明奇

> 松鼠之家源自一部法國影片 *Se souvenir des belles choses*（2001）
> 該片描寫發生在法國鄉下松鼠療養院的故事
> 各式各樣的失憶住民 編織感人的愛情詩篇
> 此刻，在台南也上演著……

早在 36 年前，我已經立志成為精神科醫師，並為了這個目標準備了六年，就連我的醫學士畢業照都是在內心喊著台灣最優秀的精神科醫師的情境下，讓吳興街旁的攝影師按下快門。

事與願違，畢業後我並未進入精神科，然而，我對高次大腦機能一直有著極高的興趣，1995 年底，獲得武田獎學金之助東渡扶桑，在仙台東北大學受恩師山鳥重教授的指導入門。

本書之前半部，即在說明什麼是高次大腦機能障礙。2007~2010 年間，拜中國時報醫藥記者張翠芬之助，有機會將饒富醫學與生活性的個案故事刊登於中時專欄，張記者是我台中市忠孝國小的同窗，距今已經是快50 年前的事了。

1993 年，我在成大醫院開設了全國第一個「行為神經學特別門診」，就診病人中最常見的就是失智症，在那個年代，痴呆症仍被稱呼著、而且被視為年老必然的現象。

 松鼠之家——失智症大地

國內失智專家都知道，我對失智症早期症狀與次診斷是十分重視的。這不僅和失智者藥物與非藥物治療或介入十分有關，更和長照服務、合理資源分配息息相關。之後的本書章節，對常見之不同失智症做了詳細介紹，並仔細描述臨床症狀，希望民眾也能區分，並給臨床醫師一點助力。

這本書的書名來由寫在最後一章的一部電影 *Se souvenir des belles choses*（英譯 *Beautiful Memories*, 2001，台灣譯為記得我愛你），這部電影是當年我的學生黃慶峰醫師所推薦，至今我仍不斷地反芻。

隱喻說來，這本書的形成早在 10 年前已經孕育。2007 年台灣臨床失智症學會（Taiwan Dementia Society）的成立大會上，健康世界總編輯丁淑敏邀我為該雜誌寫專欄那一刻，就開始了這場海、空、陸之旅。2009 年的 12 月是系列出書的開始，先是忘川，接著天空，最後大地，海、空、陸都齊全了。

還記得 2015 年 5 月 8 日，我利用台灣神經學學會在台北召開年會期間與寶瓶出版社朱亞君小姐碰面，只記得朱小姐對我 2009 年出版的《忘川流域：失智症船歌》與手上捧著的稿件做出評論，大意是說，倘若忘川一書延後在當時發行必能大賣！可惜，之後就沒下文了。後來，我只能與老友合記書局接洽，終於在年底出版《彩虹氣球：失智症天空》。

2015 年，在我接任台灣臨床失智症學會理事長之後，決定定期召開記者會，讓記者們知道台灣有一個這樣的學會。說來真巧，就在 2016 年第一次記者會上，認識了 TVBS「健康 2.0」的盛竹玲小姐，她邀我寫專欄，我立刻答應。就這樣一篇一篇的小品文逐漸累積，加上 FB 及遠見專欄不定期的短文，我知道有一天可以結集成書的。

偶然之間，又認識了遠流出版社的陳莉苓小姐。莉苓小姐的令弟祥君是成大醫學系高材生，算起來也是我的學生，老天好像就是促成這件出版美事的幕後導演。

　　《松鼠之家：失智症大地》承蒙行政院賴清德院長、成大蘇慧貞校長、北醫大黃朝慶副校長及成大湯銘哲教授贈專文推薦，更有許多好友、長官、同道列名推薦，讓我感到十分榮幸。

　　夜深人靜，閉目沉思，這十年之間發生太多事情，經過持續奔走與種種努力，失智照護逐漸受到重視，這不僅是個人周遭的診療過程、更是台南的、台灣的、甚至全球的趨勢。

　　一如 William Gibson 所說，未來其實已經到來，只是分配的很不平均。在失智業已盛行的時代，我們必須面對失智症的正確診斷及其帶來的種種問題。台灣要什麼樣的長照服務，要什麼樣的失智照護，取決於民間聲音。

（2018.01.15 凌晨）

第一篇
被遺忘的亞特蘭提司

第二篇
早期失智

第三篇
阿茲海默症

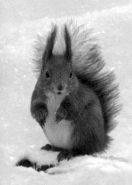

松鼠之家 失智症大地

第七篇
生活中的失智症

第八篇
長照相關

第九篇
電影中的失智症

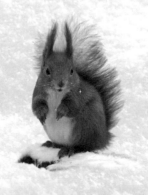

第一篇

被遺忘的亞特蘭提司

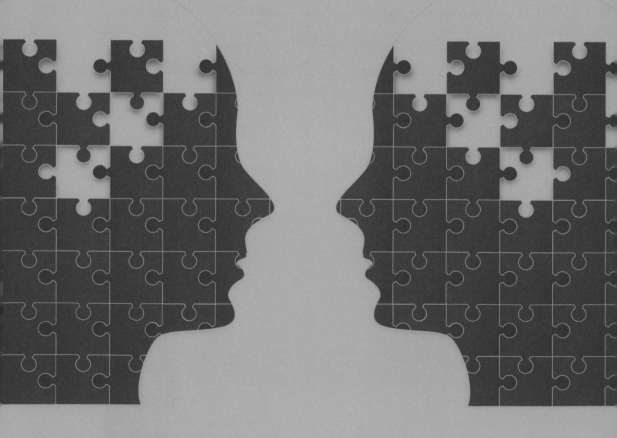

這是一篇發表於 2008 年的文章，距離本書發表剛好 10 年。過去數十年來，筆者深愛著認知與行為神經學（cognitive and behavioral neurology），篤信了解人類的腦與行為之間的關係，是發現及診斷極早期失智症很重要的專業素養。

應該是受劉祥仁醫師之邀，我曾於腦中風學會會訊發表文章（《從熱蘭遮城談起》。中華民國腦中風學會會訊 1998: 5（5）: 8-9），闡述認知與行為神經學在腦中風學的重要性。想不到事隔 10 年，7 月上旬接獲當今學會會訊林慧娟編輯來電邀稿，要我談同樣的話題，我欣然答應。

顯學與隱學

今（2008）年春天，台灣神經學學會年會於成大醫學院舉行，認知與行為神經學組（官方名稱為「神經精神學組」）召集人徐榮隆醫師特別安排研討會，試圖透過中風、癲癇與運動障礙病人的認知功能異常，進行相關會員們在彼此專業介面的溝通，直接顯現認知與行為神經學在各種神經科疾病的重要性，這是一個很有企圖心的舉動。

我被安排於最後一個演講做總結。當時說著，神經科的病人常有高次腦機能障礙但卻也常被忽視，這很可能會導致生活品質的打折。例如癲癇病人的記憶力抱怨，3～4 成的巴金森氏病人有認知障礙，中風病人更不用說，除了肢體無力、感覺喪失、步態不穩等常見的症狀外，語言、記憶、知覺、執行功能、使用日常用品的能力，是局部腦部功能異常的典型

表現，這也應該被重視，我提醒與會者不要落入認知忽略（cognitive neglect）的情況。

被遺忘的亞特蘭提司

在工業革命以前，人們的生活水準不如當今，生活步調明顯緩慢，人來人往，進行著許多被現今的我們視為是繁文縟節的舉止儀式。

古典神經學很重視觀察與推理，這樣的精神引領著數百年來臨床神經學的進步。但是這種優雅的行為相對於現代人凡事講求速度的急躁，以及先進檢查工具的發明應用，卻顯得有些落伍。

病人與醫師只要求迅速知道結果、卻忽略過程、或放棄尋找其他臨床症狀的動機，很可能讓病人也失去了表達問題的機會，從而讓發現真相而知其所以然的科學精神無緣發展。於是反映在今日的現實生活中，專長於高次腦機能的神經科醫師與神經心理師的地位與價值，就像沉沒的古大陸亞特蘭提司（Lost Continent of Atlantis），既充滿了神祕，卻也逐漸被世人遺忘。

但是，敏感的您也許也感受到，我們的社會正在微妙地改變中。也許是工業革命帶來好處的背後所被犧牲的東西，隨著自省，逐漸地被人們意識出來、而再度受到重視。

醫學人文

　　腦中風學（Strokology）無疑是腦的醫學，腦與行為的關聯性自然需要被重視。全方位的體察因為疾病帶來的症狀，有助於提昇病人未來的生活品質，對腦與行為的了解也能更上層樓。

　　我還記得十幾年前，曾經在嘉義診療一位來自中埔的張先生，他帶來一張極為模糊的腦部電腦斷層掃描片子，隱約看到位於左側頂葉的出血，我推斷張先生有閱讀與書寫的症狀，於是抽出一張白紙要他寫寫看，張先生當場哭了出來。原來，自從一次頭痛及血壓升高之後，他就看不懂報紙、也寫不出完整的字句，但從來沒有人關心他這個症狀。現在一般人的教育水準提升，如果加強臨床醫師檢查高次腦機能的意願與能力，加上具有專業素養的臨床心理師的協助，這會是另一個善待病人的好方法

結論

　　回歸重視病人，也重視專業的態度，才能有效改善現今的醫療環境。高次大腦機能的檢查正是這種重視病人的人文精神代表。深切期望台灣腦中風學會的先進們，能夠重視行為與認知神經學、進而提供該領域的教育課程。

　　就像古蹟一樣，我們要將醫學人文精神挖掘出來，說不定沉沒已久的亞特蘭提司也會再度浮現，重現天日。

消失的七小時

　　7 月上旬某日下午 4 點半，張鈴接到兒子的電話，簡短通話後，急忙出門。

　　原來，服役的兒子休假返家即將抵達台南火車站，照往例，張鈴從安南區騎著機車前往火車站前站，依一般速度騎大約 35 分鐘就夠了。路途中，張鈴突然被一輛轎車撞倒，車倒人傷，但轎車隨即逃逸。

　　張鈴扶起機車，如約前往火車站、並接到兒子，當兵的兒子一眼看到母親肩上負傷，還抱著一個金屬圓盤，機車受損不輕，趕緊將母親送往一家教會醫院。根據後來她出示的便條紙，肇事的是一輛白色賓士車，除了撿起該車掉落的車輪金屬圓盤外，荒亂之中，張鈴還能記下車牌號碼。

　　像這樣車禍受傷的個案急診室的醫師看多了，翻開張鈴頭髮、檢視頭皮，發現沒有外傷，但問不出張鈴到底有沒有受到撞擊，急診醫師沒多說話，立刻安排了電腦斷層掃描，一如預期並未看到顱內出血或腦挫傷，至於左肩擦傷，還好不嚴重，醫師開了藥，並給了一張腦震盪注意事項，也已經很晚了，張家小孩叫了輛計程車陪母親回家。

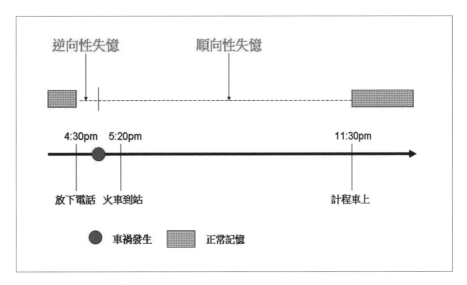

■ 張玲失憶過程的示意圖。

返家途中，計程車裡儀表板右側的時鐘閃著 11 點 30 分，張鈴此刻突然清醒。

說清醒也不正確，因為自始至終張鈴的眼睛都是張開著，也可以說話，自由行動，反應合宜，只是格林威治時間不斷地前進，她的主觀時間卻處於停格狀態。事實上，張鈴的記憶從放下電話那一個時間點，直接銜接到此刻，中間一片空白，算一算，總共有 7 個小時。

 腦震盪造成的失憶

不難想像，人的腦中除了維持清醒的複雜系統之外，還有一個將外界環境或體內送來的訊息登錄、編碼、進而儲存，之後隨時可供提取使用的

記憶機器，其中的儲存步驟，就像蓋房子時，混凝土攪拌後灌漿並等待硬化的過程，隨著時間流逝，記憶也逐漸固化。

顯然地，經常見於腦震盪的典型急性失憶症中，當事人如張鈴從事故發生點往前推，總有幾分鐘的**逆向性失憶**，這是因為前述的記憶固化過程尚未完成，因此，當事人通常無法回憶事故發生的經過；另外，從事件發生之後，對於周遭發生與個人體驗的事情也無法記起來，這就是**順向性失憶**，這是因為負責登錄與轉存的大腦部位，暫時失去了功能。

短短的 7 小時，張鈴的意識清楚，言語對答正常，舉止合宜，判斷力也正常，但是卻無法將發生的經驗變成記憶，她會不會是受到驚嚇造成心因性失憶？心因性的失憶症通常以事件發生點切割記憶的正常與否，假設有位李小姐聲稱，某天她從地下道出來不久立刻被一個穿紅衣、戴白色安全帽的男子以棒球棍襲擊，眼冒金星，昏了過去，肩上名牌包包也被搶走，讀者可以看得出來這種陳述的疑點所在嗎？如果李小姐真的昏了過去、短暫喪失意識，那麼她應該像張鈴一樣，無法回憶事故發生的經過，因此，李小姐的說辭是編造的，這是司法神經心理學上經典的案例。

張鈴不願意追究，希望這事到此為止。

到底這個記憶機器是如何停止運作？是從來沒有記錄過、還是遺忘？抑或記憶完整存進、但卻無法被提取、回憶？到今天還是個謎。

張鈴消失的 7 小時，恐怕永遠也回不來了。

心因性失憶症（Psychogenic amnesia）

患者因遭遇重大事件如親人往生、創傷等，內心所受衝擊過於巨大，導致出現選擇性或暫時性的失憶。失去記憶的片段多以事件發生點為切割，對於事件發生時的同段記憶會有選擇性失憶的現象。

許多戲劇或小說都有類似的橋段，女主角因重大車禍喪失了親人，致使她忘了車禍當下的那段記憶，就連男主角剛告白的片段也消失無蹤，只能讓男主角再一次追求……。

心因性失憶症可說是人類為了保護自己所延伸出來的心理疾病。為了要讓自己忘卻重大事件所造成的痛苦，甚至避免精神崩潰，大腦將事件從當事人的意識中抽離，並深藏於潛意識，因而出現失憶症狀。

因為心因性失憶症是由心理原因造成的失憶，通常患者不會出現生理症狀，有時僅侷限在特定時段的記憶喪失，且忘記的內容多為關於自我身分如職業、姓名等資訊，但如果是已經學會的技能如開車、烹飪卻仍會記得。患者在過了一段時間有可能會突然恢復記憶。

（此部分文字由編輯室提供）

一再簽名的書法家

賴老師是一位在南台灣很有名氣的書法家,曾經辦過十幾次個展,也出了不少作品集,府城藝文界對他十分尊敬。

1994 年夏天,賴老師與友人同往市中心參觀書法展,在會場報到處的簽名簿上,賴老師一再地簽名,陪同的老友發覺情況不對勁,立刻騎機車載他回家。事後算了一下,賴老師總共簽了 5 次名。

返家後,賴老師雖然還認得出家人,但是對幾分鐘前所講過的話、或者剛發生過的事情,卻一點也記不起來。這位書法家立刻被送到一家腦科醫院接受腦波及腦部斷層掃描檢查,結果正常;唯一異常檢驗值是高血糖,這是他的宿疾了。經過 3 天的治療與觀察,情況依然如故,賴老師又轉院成大,當時我在門診下的診斷為「失憶性中風」。

賴老師住院後,一共進行了 3 次腦部磁振造影檢查,結果都正常,又安排了單光子放射斷層掃描,了解大腦皮質的血流狀況,結果還是正常,這實在難以解釋賴老師的臨床表現;只能說,極小的腦病變,便足以造成嚴重失憶。

人生少了十幾年的空白

神經心理學檢查中，賴老師的智能只出現輕微影響，最明顯的問題還是失憶，例如要賴老師重覆朗誦 3 個名詞，經過 5 分鐘的間隔，即使給予提示，他也完全沒有辦法回憶那 3 個名詞，這就反應出日常生活上的記憶力障礙。

賴老師自從在書法展發病之後，腦中就不曾存進完整的記憶，這種從發病開始，病人無法記得周遭發生、或個人體驗的事情，學理上稱為**順向性失憶**；重覆的經驗或可讓他有彷彿做夢、似乎有過的錯覺，但是腦中絕沒有回到當時、重新體驗事件發生經過的能力，重新體驗就是情節性記憶的真諦，也是人類腦中海馬迴及前額葉的重要功能。

賴老師不僅有順向性失憶，更出現長達十幾年的**逆向性失憶**。例如，他說當時的總統為蔣經國先生（任期為 1978 至 1987 年）、行政院長為孫運璿先生（任期為 1978 至 1984 年）、省主席則為陳大慶先生（任期為 1969 至 1972 年），宣稱實際上已經 72 歲的自己是 60 歲；還對著一位早已大學畢業且當了國中老師的女孩闡述人生哲學，之後問她現在是高中幾年級？

逆向性失憶症的病人好像回到從前一樣，這讓我想起另一位病人，她很幸運地從單純性疱疹腦炎中恢復過來，但卻也不幸地留下「失憶」的後遺症。表面上看來，這位中年婦女很正常，但是她經常穿著亮麗、打扮年若雙十，老是講「煮半道」等一些連她女兒聽都沒聽過的話，更將紅色百

元鈔票視為十元。她女兒後來向舅舅詢問，才知道原來「煮半道」是病人早年擔任工廠女作業員時經常說的俏皮話，這種腦炎主要侵犯海馬迴。

賴老師的失憶症是突然發生的，再也沒有好過。當我再度得知他的消息，已經是幾個月後、賴老師因為其他疾病離開人間了。

雜貨店老闆亡弟的手

今年春天的一個清晨，開雜貨店的韓老闆再也忍不住了，急忙把孫子叫來。

整晚，有隻手不斷地在他臉上抹來抹去，他心想會不會是前幾天去世的弟弟的手，很是害怕，身旁的太太睡得很熟，根本不理會他的抱怨。天終於亮了，趕緊把聽話的阿孫喊來。

愛孫來了說：「阿公，那是你自己的左手！」轉身飛快地呼來大人。家人發現韓老闆真的不對勁，撥了119，並幫忙穿起外出衣服，韓家大嫂幫忙穿鞋子時，韓老闆對她說：「怎麼只給我穿了右腳！」

救護車很快抵達醫院，家屬填了表格，韓老闆躺上一張小床，奇怪的是，韓老闆老是躺不正，總是斜一邊，說這樣很好、很舒服。

急診室吵雜如菜市場，隔壁床是心肌梗塞，再隔壁床休克，都在急救；韓老闆的狀況沒有像他們嚴重，只能等待。不久，神經科醫師來到，了解狀況後，做了詳細的神經理學檢查，當醫師舉起了韓老闆稍微無力的左手，問他說是誰的手，韓老闆回說：「這是醫生你的手！」

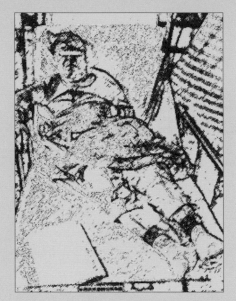

■ 圖一：韓老闆身體斜躺。

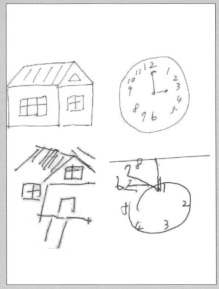

■ 圖二：依照上方範本畫圖時，
　　　忽略左側，且不完整。

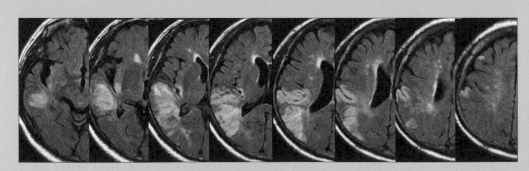

■ 圖三：韓老闆右腦中風。

松鼠之家——失智症大地

稍後，肚子餓了，韓老闆要了個便當，吃著吃著，卻只吃了便當的右半邊。

 ## 左腦掌右邊，右腦管全身

人類左右半腦的不對稱性，除了左語言、右空間或左理性、右感性的分法之外，右半腦可能與整體表徵（或稱完型）較有關，而左半腦則偏局部。一般而言，右半腦掌管來自外界左右兩側視覺、聽覺、觸覺或自身傳來的本體感覺等訊息，而左腦只掌管來自右半邊的感覺訊息，當左腦受損時，由於前述特性，右腦還可以掌理雙側來的訊息，病人不會有這方面的問題；但是當右腦傷害時，則只剩下左腦可以接受右側來的訊息，半邊忽視的症狀就可能出現。

從最輕微的只是忽略了左半邊的世界，到最嚴重的情況居然把自己左手、左腳當成別人的，甚至還有病人拿著刀子，說要砍掉那隻惱人的手，這時，病人對他左側肢體來的訊息，已無法完整察覺。

表面上，病人無視於左邊來的訊息，但真的如此嗎？心理學家曾給一位這樣的病人兩張豪宅照片，右邊是一模一樣的，其中一棟的左側著火、正在燃燒，另一棟則兩側完好，當被要求回答是否不同？病人答說一樣，這完全可以理解，因為病人只看到豪宅右半邊；接著問，如果免費贈送，他要選那一棟？病人選了完好的那一棟；問他為什麼？病人也說不上來。有可能訊息已經送進去大腦，卻沒有被病人的意識察覺到。

韓老闆除了半邊忽略，還有他人之手的症狀，還好，這種右腦中風引起的上述症狀通常不會持續太久，不到一週，韓老闆情況改善很多，第二次回診，說已經可以游泳了。

右腦中風

腦部左右兩邊具有不對稱性，若是在左腦發生中風，通常影響的是右側肢體，例如出現無力、偏癱、麻痺等症狀，此外也會影響語言功能；反之，當右腦發生中風，影響的多為左側肢體的無力、麻痺，甚至會有**左側忽略感**，醫學上以「**忽略症候群（Neglect syndrome）**」命名。研究顯示，右腦受損比左腦受損更容易出現忽略現象。

出血性腦中風或缺血性腦中風都可能引起忽略症候群，包括半側偏盲及半側忽略，症狀如動作忽略、空間忽略、視覺無法注意等。右腦中風的患者，如果有半側偏盲，左半部的視野缺損，就會看不到左側事物，行走時容易發生衝撞、跌跤等情形，患者事實上知道自己看不到左半側；半側忽略則是對左半側的事物視而不見，例如餐盤中的食物只吃完右半側或是洗澡只洗了右半邊，寫字、閱讀也都只會讀一邊，無法看到全貌，像是「汪」只會念「王」，但患者多會否認自己有這方面的疾病。

（此部分文字由編輯室提供）

松鼠之家──失智症大地

1-4

貼滿男人照片的牆

鄭老頭年已過 80，經營烏魚子買賣很成功，連日本的客人都知道這家店，鄭太太小他很多歲，長得還算不錯，左右鄰居背後指指點點，雜音不少。

有天，向來百依百順的鄭老頭很罕見的、居然罵起太太老不修，說她把男人的照片貼滿了牆壁。

鄭太太氣得要死，吵著要離婚。

聽朋友說，這可能是失智症，鄭太太連忙帶老頭到不遠的神經科診所看病，這種症狀照南部習俗，如果發生在農曆 7 月，就說是卡到陰；如果不是在農曆 7 月，就說是頭殼壞掉，鄭老頭真的被診斷為失智症，但是幾次回診，病情未見改善。就這樣，鄭老頭又被轉來成大醫院。門診中，在問診與神經學理學檢查之後，發現鄭老頭有左側視野缺損的症徵，由於發病突然，腦中風的機會還是很大，鄭老頭於是被安排住院。

鄭老頭一般言談舉止還算正常，只不過眼神老是怪異空洞，若有所思，說，有回經過成大醫院，看到外牆浮現斗大的字：一見大吉無災難，從上垂直而下；又說，一串一串的小字就像電影字幕般，不斷地從他的眼前緩緩經過；更絕的是，只要想到歌名，曲子立刻從耳邊響起。

視覺重複可能是幻覺

一般而言，視覺重複出現有可能是正常的生理反應，又稱為**視覺暫留**，傳統電影的播放、小時候元宵節或中秋節玩的金魚火花，就是利用這個原理；視覺重複出現也可能是病態的，病態的原因之一是大腦異常、過多的放電，而導致的癲癇發作；另一個原因則是大腦的右邊後面部位發生腦傷，所引起的**視覺重複（palinopsia）**。視覺重複的影像經常是病人在真實世界所看到的人物或東西，但也可能是病人自己想像出來的或類似幻覺般，就像鄭老頭一樣。

醫學文獻上，病態的視覺重複症狀曾經發生在一個年輕人身上，當時她站在街頭，趕著上班就快遲到了，內心期待快點來一部計程車，突然，所有眼前經過的車輛車頂都多了一個 TAXI 的標誌；另外一位病人在餐廳與朋友用餐，看到侍者拿著一根香蕉進來，頓時之間，房內的空中浮起了滿屋的香蕉。

鄭老頭的腦部磁振造影結果很快出來，果然是右側後大腦動脈中風，是梗塞性的，同時，腦波檢查並沒有癲癇發作的情形，還意外檢查出有糖尿病。

知道這不是失智症，鄭太太很高興，帶了預防再次中風及減輕視覺異常的藥，出院去了。

幾個月的門診追蹤治療，視覺異常發生的頻率逐漸減少，兩老相處，總算平安無事。

後來，鄭老頭年紀大了，飲食也沒控制好，又發生幾次腦中風，導致了血管性失智症，認知功能一日不如一日，沒有辦法自理生活，聽說很快就住進護理之家，從此就沒消息了。

視覺重複

眼睛長時間盯著光亮物體，當移開目光後，光亮物體的影像仍會殘留在視線裡，這是正常的生理現象，稱為視覺暫留。正常來說，影像至多停留幾秒的時間，但若是停留時間過長，影響視力，例如等計程車的女士，看到滿街全部都是計程車，這就可能是視覺重複的症狀，可能是腦部中風、癲癇或是受到重傷後所造成的併發症。

患者所看到的東西，可能是自己腦海中的記憶，例如曾經看過的電影畫面或是詩詞，也可能是幻覺所形成的影像。

檢查主要以腦部電腦斷層（CT）或磁振造影（MRI）為主，須排除疾病造成的視覺重複，藥物中毒或濫用毒物也可能發生視覺重複的症狀。

（此部分文字由編輯室提供）

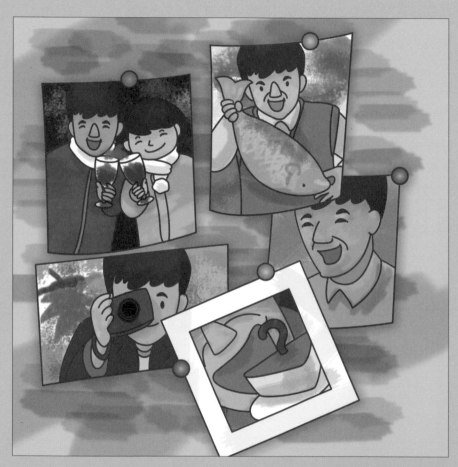

■ 貼滿男人照片的牆。

松鼠之家——失智症大地

1-5

看不懂報紙的擦鞋匠

　　位於嘉義市林森路上的美君理容院，整修很多次，換過好幾個老闆，髮姐也一批一批的來去，店門口幫客人擦鞋的老董卻一直沒有變。老董擦鞋很認真，功夫了得，客人讚不絕口，平常沒事就拿著客人看過留下的報紙隨便翻翻，消遣消遣。

　　這天起床，老董覺得有點頭昏，視力也怪怪的，不舒服的感覺說不上來，老董還是照常上班。理容院通常 11 點才開門，到了中午，還沒等到客人上門，老董拿起了報紙翻看，突然之間，老董發現兩手之間張開的報紙上，每個方塊字他都看得清清楚楚，可是，一個字也沒能認出來，連斗大的標題字都看不懂，老董很害怕，他不敢告訴別人，隨便編了個理由，收拾攤子後急忙離開。

　　老董很快地來到小孩感冒常去的診所，跟醫師說了，但是，檢查結果只有血壓稍高，醫師包了藥，要他回家休息。

回到家，老董打開電視，螢幕上閃過的字也是一樣看不懂，抓了枝筆，想不到字也寫不出來。

覺得怪怪但不敢跟家人講、怕被看輕的老董，還感到後腦部位經常會痛，講起話來也有些困難，還好，騎著機車辦事情仍然沒有問題，他私下又看了幾個醫師，但都看不出所以然。

我看到老董，已經是好幾天以後的事了，他帶來了一張極為模糊的腦部電腦斷層掃描片子，這在鄉下很流行，醫院買了廉價的機器，照樣收一樣的錢，隱約看到位於左側頂葉的出血。

我看完片子，推斷老董有閱讀與書寫困難的症狀，於是抽出一張白紙要他寫寫看，老董發現我了解他的困難，當場放聲大哭。

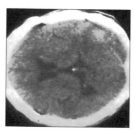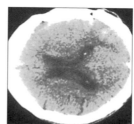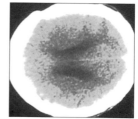

■ 老董的大腦電腦斷層掃描

 ## 左腦頂葉附近掌管文字讀寫功能

眾所周知，人類的左腦與語言功能特別有關係，簡單來說，語言就是一種人與人之間溝通的途徑，閱讀與書寫當然也是語言的一部分，人類經

 松鼠之家──失智症大地

過教育與反覆練習的過程，大腦的某些區域逐漸演變成為專一於文字讀寫歷程的腦區，這區域大約位於左腦的頂葉或枕葉附近，也就是老董腦出血的位置。

每年，因為腦傷而失去寫字與閱讀能力的人很多，但是病人年紀都大了，不常讀寫；或者這群長者本來就是文盲，失寫或失讀未必會成為症狀。隨著教育普及，未來這類病人會越來越多，說不定還會有電腦文盲症的出現。如果醫師檢查高次腦機能的意願與能力能夠提升，輔以具有專業素養的臨床神經心理師與語言治療師，對病人的幫忙應該不小。

這件事發生於 26 年前，記得當年老董還特地搭公車、火車一路前來成大看門診。半年後，老董看報紙仍然不行，如果堅持要看、並且想個一陣子，還會頭暈，同時，名字也老是喊錯，書寫進步十分有限，有時連自己的名字都會寫錯。

幾次後，大概嫌路途遙遠，就沒來了。

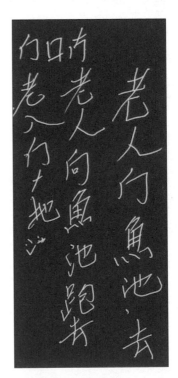

■ 老董寫字，錯誤百出。

腦出血

發生位置可在大腦深層、淺層、腦幹或是小腦等處，當腦出血時，患者大多會突然間出現局部腦部功能障礙，例如老董在左腦頂葉附近出現出血，因而影響了文字書寫閱讀的功能；此外，也常併發頭昏、頭痛、噁心、嘔吐、意識障礙、高血壓、頸部僵硬等症狀。

根據臨床統計，高達 70% 以上的腦出血是因為腦中風所致，原因是當血管阻塞引起中風時，在阻塞部位的細胞為了血液滋養，而吸引其他地方的血液聚積到阻塞處，但因血量過多，血管壁吸收不及，造成血管破裂出血，就形成了腦出血。從電腦斷層影像中，可以清楚看到出血部位的血腫影像。

腦出血的治療與其發生部位、出血量及腦部損傷程度等有正相關，視情況採用內科藥物治療或外科手術治療。若有家族史或如三高等慢性病患者，平時應注意血壓控制，亦可服用阿斯匹靈等抗凝血藥物，預防血栓發生，降低腦出血的風險。

（此部分文字由編輯室提供）

這是我的家

劉奶奶從銀行員退休後，社交生活仍然十分活躍，前幾年還擔任社區管理委員會的主委，做事果決；劉老先生學養豐富，洗了幾年的腎後，去年只因為喝了幾杯楊桃汁，不幸一命歸西；兒子在日本大阪當醫生，是一家腦外科病院的院長。這幾個月，劉奶奶特別寂寥，劉家兒子還拜託隔壁書店的小妹幫忙看顧獨居的媽媽，偶爾陪她來醫院拿藥。

中秋前夕，劉奶奶個性突然大變，胡言亂語，還有一次癲癇發作，這可把小妹急壞了。

更奇怪的事情接著發生了。

後來經由急診室住院、診斷出右腦前額葉出血的劉奶奶，在隔天醫師查房時，安穩地躺在床上，外表正常，對答尚稱平穩，並沒有一般中風病人的半身不遂，但是，劉奶奶卻堅稱這間神經科二等病房是她的家，要陪伴她的小妹倒茶待客；隔著布簾的鄰床病人看護發出聲音，劉奶奶說是她妹妹阿雀，還編出一套說辭，說阿雀嫁得不好，必須賺錢維生，才會在這裡擔任看護。

誠實的謊言-右腦額葉出血的後遺症

　　劉奶奶不肯接受旁人的指正，對她的**作話（confabulation）**信以為真，若有矛盾之處，還會提出解釋，自圓其說。這讓我想起有個國外的病人也說醫院是他家，當醫師反問他，如果是他家何以有如此整排壯觀的電梯？想不到這位老兄居然回答：「你知道，我可是花了多少金錢與人力才把它們裝妥！」

　　人類的右腦前額葉功能十分奇特，有可能傷了一塊，卻沒有任何症狀；也可能出現劉奶奶的怪異表現，美國行為神經學教授班森首先提出**複製錯憶（reduplicative paramnesia）**的稱法，類似於酒精中毒造成的失憶症病人所產生的作話現象，特稱為「誠實的謊言」，雖稱謊言，也不完全對，這與一般為了脫罪、詐財的說謊是不一樣的，病人並非刻意說謊，有時連當事人都不知道為何如此！

　　外界各種刺激，其訊息被正常人類大腦的許多地方所接收、進而解讀，多半會與過去的經驗進行比對，以做為新、舊的最基本區別，這種比較至少有兩個層面，一為情緒，一為認知。相信很多人都知道，情緒知覺與杏仁核有關，認知則由大腦新皮質來負責，兩者必須吻合，判斷才會正確。

 松鼠之家───**失智症大地**

右前額葉正與這兩種歷程的會合過程有關，當此處受到損傷，造成來自杏仁核與皮質的訊息出現衝突，類似於妄想的症狀於是出現，認知科學家推測，這可能是理性的左腦對這衝突兀自提出解釋，就像劉奶奶一樣，立刻將看護解釋為妹妹阿雀。這樣說來，右側前額葉在真實狀況的監控上，扮演著重要的角色。

　　還好，這種中風引起的症狀不會持續太久，當劉家兒子從日本飛回來時，劉奶奶已經幾乎恢復正常了。

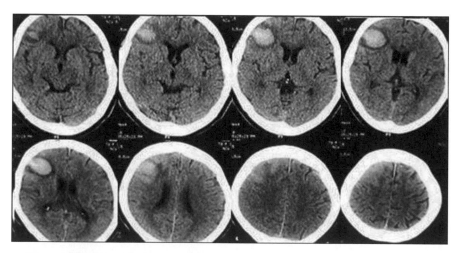

■ 劉奶奶的腦部電腦斷層掃描，右前額葉出血。

右側前額葉複製錯憶

前額葉以往被視為「沉默區域（Silent Area）」，其研究不像對大腦皮質那般深入。但現今前額葉已被確認是幫助解讀、判斷和行為認知的主要區域，而右腦前額葉主掌空間、立體感與社交等，當右側前額葉受損可能會出現社交障礙、缺乏空間定向感等症狀。

前美國加州大學行為神經學的班森教授是最早提出**複製錯憶**（Reduplicative Paramnesia）的學者，而複製錯憶截至今日仍是相當少見的症狀。

複製錯憶多發生在中風或腦損傷的患者，尤其是右腦前額葉的部分。雖然目前仍沒有太多證據說明為什麼會有複製錯憶的情形，但學界多認同為皮質與杏仁核的訊息出現衝突，為了自圓其說，理性的左腦會自動提出「看似」合理的解釋。

臨床上患者典型症狀是將醫院病房視為自己的家，當旁人質疑時，他們會盡量給予合理解釋，對旁人來說是個謊言，但對患者本人來說，卻是再真實不過的真話，患者本人不認為自己生病了，也不覺得受到妄想的威脅，通常不需要藥物治療，待腦出血或中風獲得改善，其複製錯憶的情形也會有所緩解。

（此部分文字由編輯室提供）

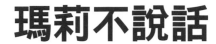

瑪莉不說話

　　瑪莉坐在大學附設醫院神經科頭等病房裡的沙發上，望著窗外，不發一語。

　　瑪莉，這種英文名字在今天很少被稱呼著。沒錯，瑪莉是當年美軍顧問團飛行官大衛幫她取的。數十年前，位於台南縣市交界的空軍基地來了好幾批美國飛官與技術人員，來來去去，交換頻繁，據說台南市水交社的故址，曾經有些充滿洋味的建築物，就是為了這些美軍及眷屬們的社交活動而興建的，大衛來自亞歷桑納州。

　　在大衛家幫傭，經常有機會接觸到新奇的事物，例如可樂、咖啡或起司這些當時相當稀奇的食物，對瑪莉來說，可算是司空見慣；瑪莉外表看起來有點傲氣，因為會講些日常英文，在當時相當了不起，但是她不敢告訴別人，有關英文的讀寫，她完全不行。

　　1978 年，中美關係生變，顧問團回去了，因為有些積蓄，瑪莉就在附近五妃街開了家咖啡廳，20 年很快過去。

這天，瑪莉比平常更驕傲，一句話也不講，大家以為她又在鬧脾氣，但後來發現不太對勁，因為瑪莉尿失禁了。

幾小時後，經由急診住院的瑪莉右腳有些無力，坐著輪椅，雙眼張開，如果不去找她談話，瑪莉可以整天靜如處子。

大腦啟動器壞掉了

大腦磁振造影 MRI 顯示，瑪莉的左腦額葉、稱為**運動補足區**的腦區中風了。

一開始，連神經科醫師都以為瑪莉得了失語症，但仔細檢查才發現，原來瑪莉意識清楚，聽得懂別人的話，也能重覆別人的話，只要有耐心等瑪莉答話，仍然可以對答，發音也夠好，甚至可以用英文交談，對於擺在面前的幾樣東西，也能一一命名，只是太慢了；有時，還能用中文一個字、一個字慢慢地寫，藉此表達意思。

就像傳統日光燈，按了開關，總要閃幾下才會亮起來；注意看這些老式的日光燈管座的一角，通常都有一個圓孔塞著一個小圓柱，這個小圓柱並非裝飾品，因為沒有它，燈管是不會亮的，它叫啟動器（starter）；機車也有類似的東西，就是火星塞，好像軍隊進攻的號手一樣，只要號角一響，大軍立刻可以揮刀前進。

松鼠之家──失智症大地

如果把人類的說話或執行動作的過程想像成電流，在意識清楚的狀態下，從上游送來訊息或意念，經過大腦的運動補足區的啟動、點火，電位於是被激發，進一步傳到更下游的運動前區與運動皮質區，直到發出聲音、或做出動作為止。很顯然地，瑪莉的啟動器壞了。

　　瑪莉沒有結婚，都是朋友們輪流來照顧她。很可惜的是，她的進展十分有限，幾個星期後，瑪莉目光依然呆滯，行動緩慢，還是很少主動開口說話。

　　像這樣侷限於大腦運動補足區的腦中風實在是很罕見。

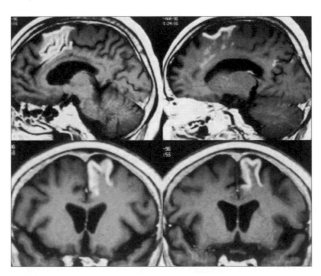

■ 瑪莉的左側半腦運動補足區（白色亮的部位）
　缺血性中風。

大腦運動補足區的腦中風

運動補足區（Supplementary Motor Area, SMA）主掌運動功能，位在大腦左側額葉部位，是協調說話時的肌肉功能，將知覺的感受轉化成運動型態並產生語言。

一旦運動補足區受損，如缺血性腦中風，將可能造成運動性失語症。像本文中的瑪莉一樣，她能聽得懂、看得懂別人的語句，但說跟寫出現困難，說話不流利，需要一段時間才能講出較有文法的語句；情緒上也容易顯得憂鬱、沮喪，讓人誤會她在鬧脾氣，爾後才出現如中風的症狀，包括右邊偏癱、尿失禁等。

（此部分文字由編輯室提供）

重複書寫的炒股高手

嘉義市有條路叫垂楊路，名字很好聽。

這一天，垂楊路上一位婦人躺在路旁，腳踏車橫倒在身旁，輪子慢慢地空轉後停了下來，急忙跑來的路人扶起了婦人，發現從短暫意識喪失中醒過來的她講不出話來，右下肢有些無力，右手出現拍打的動作，重複不已，還有尿失禁。

躺在急診室不久，病人家屬終於趕來了，這完全靠著一張紙條。原來，許太太是一位股票炒作高手，當天看完股市，騎腳踏車返家途中跌倒了。

經由轉診，來到我每週院外支援一次的神經科門診，因為下肢無力坐著輪椅的許太太沉默不語，但是大致可以了解別人的話，我建議再轉來成大醫院。

住院期間，許太太仍然不語，但我們已經發現，許太太神智清楚，眼神正常，只是無法說話；寫字，則還可以。

除此之外，先前所提到的右手重複拍打動作仍持續著，偶爾還會受到外來因素的暗示或影響，例如，問她會不會頭疼？許太太拍打的位置就換成了頭；若改問：會不會肚子痛？她拍打的位置則轉到了肚皮。

查完房，我要住院醫師給她一張紙，寫寫這次住院的經過。許太太握筆正常，筆法也很自然，很快地便寫滿一張紙如右頁圖。

隔天，住院醫師交給我幾張手稿，我順手放入口袋，回到辦公室拿出來看，這幾張手稿字跡尚可辨認，總覺不尋常；乍看之下，只是一些密密麻麻的字體，但越看越怪，於是逐字打字再編排，不得了，這是一種以書寫表達重複的意念，其中有個句子竟然重複寫了 17 次，實在不常見。

想想看，除了小時候被老師罰寫之外，要能重複寫十幾次同樣的句子，還真不容易，許太太甚至是一寫不可收拾。

 ## 可能出現的正向症狀

平常，神經科醫師多半只注意到病人所失去的功能，如無力、麻木或偏盲，或稱為負向症狀，卻忽略腦傷後，病人也可能產生正向症狀，例如變得多話、說出不好聽的話、很愛寫東西、重複行為、甚至癲癇等等。這不僅是去除原先被抑制的功能，也可能啟動自動化機制，更可能不斷重複，難以終止。

幾個月後，許先生帶著太太回診，說太太進步很多，只是變得孩子氣了，經常獨自玩水；吃飯時，總是以筷子或湯匙敲打飯碗，炒菜中，還不時拿著鍋鏟敲打鍋子。

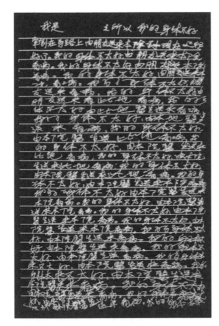

2b. Page 1

1 　我是　　　　　之所以我的身体不好
2 量倒在馬路上，由朋友送來本除到現在已經好了。
3 我的身体不太好，由朋友送本除看病。
4 我的身体不太好，由朋友送來本院看病。
5 我的身体不太好，由朋友送來本院看病。
6 我的身体不太好，由朋友送來看病。
7 我的身体不太好，由朋友送來此地看病。
8 我的身体不太好，由此地醫生送來看病。
9 我的身体不太好，由本地醫生送來看病。
10 我的身体不太好，由本院醫生送此地看病。
11 我的身体不太好，由本院醫生送來此地看病。
12 我的身体不太好，由本院醫生送來此地看病。
13 我的身体不太好，由本院醫生送來此地看病。
14 我的身体不太好，由本院醫生送來本院看病。
15 我的身体不太好，由本院醫生送來本院看病。
16 我的身体不太好，由本院醫生送來本院看病。
17 我的身体不太好，由本院醫生送來本院看病。
18 我的身体不太好，由本院醫生送來本院看病。
19 我的身体不太好，由本院醫生送來看病。
20 我的身体不太好，由本院醫生送來看病。
21 我的身体不太好，由本院醫生送來看病。
22 我的身体本來不太好，由本院醫生送來看病。
23 我的身体本來不太好，由本院醫生送來本院醫送來看病。
24 我的身体本來不太好，由本院醫生送來看病。
25 我的身体本來不太好，由本院醫生送來看病。
26 我的身体本來不好，由本院醫生

■ 許太太左側前大腦動脈中風、其手稿及騰打字稿。

左側前大腦動脈中風

　　腦部有 3 條大動脈，包括前大腦動脈、中大腦動脈及後大腦動脈，其中中大腦動脈是腦中風發生率較高的部位；相對地，前大腦動脈就屬於較少見的腦中風發生區域。

　　前大腦動脈中風的症狀是下肢比上肢嚴重，若是左側的前大腦動脈中風，則右側肢體較容易有無力的表現，此外，還有可能發生失語症（Aphasia），因為左腦主管語言的功能。

（此部分文字由編輯室提供）

1-9

計程車司機迷路了

都會中，小黃忙碌地跑來跑去，司機的視線牽引著脖子，轉來動去，目標是招手的乘客，或者，只是站在路邊不動的行人，這其中，不知道有多少比例的車子是毫無所獲、空跑著，在無線電時代來臨之前，計程車司機真是很無奈。

1992 年 6 月 26 日，台南市的東區也有一輛沒有靠行的計程車來回奔馳著，只是，這輛計程車不是在找乘客，大熱天，司機為了回家吃個中飯，已經繞了快 1 個小時。

司機迷路了。

葉運將，54 歲，學歷初中畢業，慣用右手。

這天，葉運將正常出門，近午，突然感到街道上的景物變得完全陌生，彷彿未曾來過，一時之間，不知道回家的路，但他深信這絕無可能，必然人還在台南市內。

後來，靠著街口、角落上高掛的路標及路牌，又開了半個小時，葉運將終於回到家。

太太聽了情況，趕緊將先生送到一家教會醫院，初步處理後，為求慎重，又轉來成大醫院。

 迷路竟是腦中風造成的

根據葉運將的說法，他除了感覺到左邊的視野比較模糊之外，語言、手腳正常，在室內行走還算自如，不會走錯房間；過去幾個小時、或幾天之內發生的日常事件或個人經驗，也都還記得。神經科醫師拿了一張紙，要葉運將畫出從成大醫院到台南火車站之地圖，他沒有辦法做到，同時，心中也無法描述台南市之街道。

視野檢查發現整個左側的視野都壞了，由於這是突發性的迷路、或稱**地域性失認症**，再加上左側視野缺損，中風的機會很大。果然，腦部電腦斷層掃描證實這個推斷，葉運將右邊的中大腦動脈分支塞住了，影響了認路的關係部位。

人類認路的機轉相當複雜，但是能認出熟悉的地標是很重要的步驟。除了天生路癡之外，正常人偶爾也會走錯路，但是，如果連在熟悉的地方都會迷路，這就很不尋常了。

一般而言，除了意識混亂或注意力不集中之外，人們迷路的原因有可能是認不出路景或地標；或者認出來了，卻無法利用路景來指引方向；有些人則是腦中的認知地圖瓦解；還有的病人是路線順序亂掉，這些功能在人類的大腦，都有對應的區域，葉運將腦中風的位置，影響了認地標與路線的順序。

　　葉運將有糖尿病與高血壓的病史，雖然看醫師、也拿藥吃，但是有一餐沒一餐地，血糖與血壓控制得並不理想，不幸導致腦中風，真的是一個可怕的經驗。

　　還好，葉運將的情況逐漸好轉，3 週之後，出門散步，看著路牌不會迷路，但是要他憑空敘述路線或畫出地圖，仍有困難。

　　1 個月後，葉運將再度坐上駕駛座，葉太太在一旁指揮。逐漸地，葉運強可以獨立開車，先是市內，然後市外，3 個月後，終於恢復正常，又可出門做生意了。

腦中風

根據統計，腦中風是僅次於癌症的國人第二大死亡主因，因為腦血管疾病造成腦部血流受阻，無法流通，導致缺氧而成的急性腦部功能缺損，可以分成出血性腦中風、缺血性腦中風或短暫性腦缺血。

· **出血性腦中風**：腦血管破裂，血流形成血塊壓迫到腦組織。

· **缺血性腦中風**：血管或身體血液的血塊、雜質形成的血栓流到了腦部，阻塞了腦血流，導致腦部缺氧。

· **短暫性腦缺血**：因暫時型的腦部缺血，而引起了中風症狀，多在 24 小時後可自行恢復。

三高患者是腦中風的高危險族群，中風的症狀最為外人所知的就是會眼歪嘴斜、身體一側或兩側麻痺無力、言語不清、意識模糊甚至昏迷。

此外，如葉運將的失認症、或是對空間、立體等感覺不明、閱讀書寫障礙、失語症等，也都是腦中風的可能表現，症狀端看腦部受損的區域而定。

（此部分文字由編輯室提供）

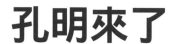

孔明來了

位於南門路上古董店的崔老闆，知道有高血壓好幾年了，但他從未接受藥物治療。有一個很冷的冬天，崔老闆和朋友們打了個通宵麻將，當牌友們正起勁的時候，他突然變得口齒不清，左手左腳又重又麻，沒幾分鐘，左邊手腳就完全不能動了。

慌亂中，牌友們將他送到成大醫院急診處，很快地就知道老崔的腦血管爆了。

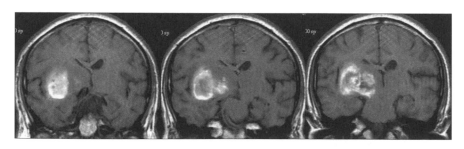

■ 大腦磁振造影顯示右側殼核出血，波及視丘後外側一小部份及向下壓迫中腦最上端部份。

松鼠之家——失智症大地

住院 3 天後，崔老闆病情逐漸穩定，也開始說話，主要都在抱怨身體的不舒服，但是左邊的手腳還是癱瘓。第 5 天，當醫師走進病房，居然看到他躺在病床上拿著手機聊天！雖然嘴巴歪斜，口齒不清，但老崔聊得很起勁，且滿臉愉悅。

主治醫師帶著住院醫師及學生來查房，老崔說：「孔明來了！連部將都帶來了！」問他為何稱主治醫師為孔明？他說醫療團隊就像軍隊，要醫治他的病就像在打仗，主治醫師是軍師，住院醫師是打仗的將軍。

老崔稱呼照顧他的中年看護為「親愛的、心愛的」，並且向醫師說：「她是我心愛的，我要買鑽石戒指給她！」後來越來越誇張，像是個孩子般地哀求看護：「來！給我摸一下咁不好？」對方當然不從，他因而惱羞成怒。

崔老闆整天嘻皮笑臉，滿嘴黃腔，連幼齒、補眼睛的話都出口了！還有意無意地碰觸看護和護士的手和臀部，令對方感到有被侵犯的感覺，但是老崔對嚴正的指責不為所動，更不會修正自己的行為。後來，護士想到要進這間病房就擔心。

 ## 中風後性情大變，講話愈來愈隨性

人類有別於其他動物的行為，對七情六慾總會稍作修飾，尤其是在公開的場合。崔老闆的右腦出血，好像讓這個社會禮儀或規範瓦解，不合時宜的幽默，接二連三地出籠。

崔家的人對於他的轉變感到十分訝異。以前的崔老闆就像一般人一樣偶爾也會幽默一下，但現在是不看場合、不分對象，好像幽默上癮一樣，無法自制。崔家女兒表示老爸這些色情相關的言語與侵犯異性的行為，在他中風前是從未曾有過的。

在進行一個階段的復健後，老崔出院了，崔太太雇了一位外籍看護工來照顧他生活起居。剛開始幾個月，他太太這麼說：

「講話不正經，愛開玩笑，不堪入耳的、低級的、黃色的話講個不停，也不分對象場合，在我娘家親戚面前，他也照講不誤，我後來不敢再帶他去別人家裡。」

「我不敢讓外勞幫他洗澡。」

「外勞快跑了！」

「容易為了小事生氣…」

一開始，這些行為持續困擾家人，4 個月後，我開了一種藥終於見效，老崔的行為在數天內明顯改善，且效果持續，未再復發。

腦血管出血

　　腦血管出血所引起的中風，占國人中風的 2 成，多因高血壓造成。通常醫師會透過腦部電腦斷層等來確診是否為高血壓性腦中風或蜘蛛網膜下腔出血、血管瘤破裂等，後兩者多需要以緊急手術來處理。而如同文中崔老闆的情況，是因高血壓所致，醫生通常會以血塊大小判斷後續處置的方式。

　　若血塊較小，且對腦部神經沒有明顯的壓迫、意識清醒下，醫師可能會以住院觀察及藥物治療為主；若血塊大到已壓迫到腦神經或腦壓高升不下，則須採取開顱手術清除血塊，釋放腦壓。

　　待救回一命，意識回復後，才是漫長復健的開始。

（此部分文字由編輯室提供）

什麼是真正的記憶力變壞？兼懷念友人

2003 年底，我完成美國訪問研究，束裝返國，見國內社會經濟環境已逐漸進化，決定邀集府城仕紳成立失智症的支持團體。

接下來幾個月，成立籌備處、不斷地忙碌奔走，連續辦了 11 場的病友座談會以宣導失智症，場場都與會者眾，終於在 2004 年底創立了第一個地方性的失智症協會，即熱蘭遮失智症協會。

用日記檢驗記憶

在協會創立前後的活動中，有一位大名為莊金珍的先生經常前來捧場，莊先生每次出現總是乘坐黑頭轎車，並由隨從人員陪同，我並沒有深度追查，總覺得他大有來頭，應該也很有學問。

2004 年 6 月 23 日，莊先生請我到佳里長老教會專題演講，當天聽眾爆滿，我了解到莊先生在當地的影響力。

有一次在協會的活動中他站起來發言，說出自己的經驗。某天，他決定將起床後做的每件事情都記錄下來，當天晚上睡前拿出本子看看，以檢驗自己的記憶。結果他嚇了一大跳，原來他對於許多幾個小時前親身經歷的事情一點印象都沒有，大聲提醒大家這就是記憶力喪失的表現。

 ## 情節性記憶喪失是阿茲海默症初期症狀

莊先生進行的實驗就是**情節性記憶**（episodic memory）的特點，說白話一點，就是對在什麼時候（when）、什麼地方（where）、和什麼人（who）發生什麼事（what）的記憶，情節性記憶和大腦中海馬迴的功能特別有關。這種親身體驗、不會重演的狀況，有點像自傳般，因此又被稱為**自傳式的記憶**（autobiographical memory）。

情節性記憶的逐漸毀壞正是阿茲海默症極早期的典型症狀，因為阿茲海默症最早發生大腦病變的位置就是位於太陽穴底下 6、7 公分的海馬迴。隨著病情惡化，阿茲海默症病人家屬常常說，病人連 5 分鐘前講過的話、經歷的事情完全沒有印象，真的是很嚴重。

記憶力不好稱為失憶（amnesia），單純失憶尚且不能稱為失智（dementia），失智還會有語言、空間定向感、認人認地方、操作器械用具、計算、判斷力等問題，最後會失去生活的自主性（autonomy）、而需要專人照顧。

春去秋來，不知什麼原因，莊先生失去了蹤影。

2012 年 3 月 12 日，莊先生女兒專程前來成大醫院失智症特別門診告訴我，說她老父臥床 4 年多後，已經在 2011 年初（2 月 22 日）歸西。

這篇文章的前半段早先刊登於彩虹雜誌，莊先生的女兒看到這篇文章之後，特別安排來見我。

莊先生的兒子莊化導與女兒前來拜訪，說明他父親曾經在 2000 年左右短期赴日，當地醫師幫他診斷為「痴呆」，並說只能等待、沒有藥醫。莊女士讀著他父親的日記直掉淚，說他父親一直到最後都不願接受治療，也許莊先生有他獨特的想法。我送了一本《十年史》，這本刊物的前幾年有著他父親的照片。莊先生公子捐了一筆錢支票，我想他應該希望捐給熱蘭遮失智症協會。

2016 年 5 月 14 日我代表協會到佳里區興化社區宣導失智，莊女士特別前來致意。

最近，我整理陳年文件，發現莊先生寫給我一封又一封的長信，提出許多很好的建議，等有空應該一封一封的詳讀。

自傳式記憶

　　根據國家教育研究院的解釋，自傳式記憶是將事件發生的「時間」與環境背景、當時所知覺的事物結合在一起，以編碼形式貯存於長期記憶中。意即可針對自己發生的人事時地物做出相對應的記憶連結，通常隨著年紀增長，對於所發生的時間或事件可能會有所錯落，這是正常的記憶力衰退；但也可能是阿茲海默症的初期症狀，必須經過詳細檢查才能確診。

　　有人因為自傳式記憶逐漸喪失而苦，亦有人因為記憶太好而深受其害，全球就有 80 例高度優異自傳式記憶（Highly Superior Autobiographical Memory）患者正在加州大學接受相關研究。研究報告中指出，其中一位研究對象每當回想到她 3 歲跌倒的那一刻，她就會再度感到當下的疼痛；甚至在與人交談中回想過去，各種憂傷、失落的情緒也會再次湧現，令她感到痛苦不已，因此她選擇減少與人交往，而出現社交障礙。

（此部分文字由編輯室提供）

第二篇

早期失智

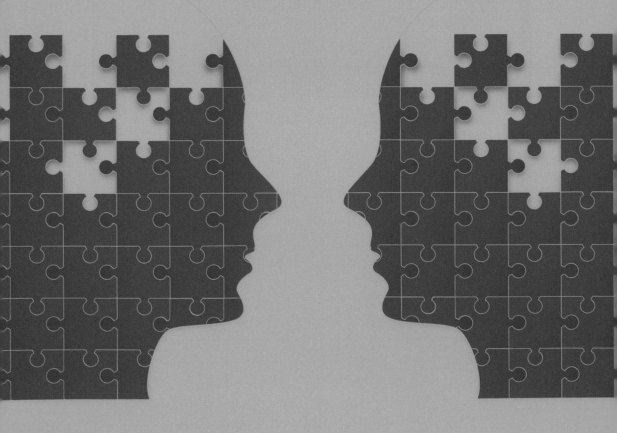

所有神經系統退化性疾病，都有一個共通的特徵，那就是不知不覺地開始，緩緩慢慢地進展（insidious onset, slowly progressive）。

　　失智症更是如此。十幾年前，失智病人來到門診多半已經是很嚴重了，如今，經常有報章雜誌、市民演講宣導失智症，情況好很多。雖然如此，失智症十大警訊仍然有其價值。

　　所謂十大警訊，很多與認知功能有關，通常專門針對阿茲海默症。近來，也有人提出行為像面的警訊，稱為輕度行為量表。

　　分別羅列如下。

失智症的十大警訊

1.	**記憶力喪失到足以影響工作技能** 偶爾忘了約定、忘了同事的名字或電話號碼是正常人也會有的情形，但事後都能想起來；失智患者（如阿茲海默症），卻經常忘記事情，而且事後一點也想不起來。
2.	**連經常做的事都做不好** 忙碌的人可能偶爾也會分心，例如晚餐結束才想起電鍋裡還有一道菜；阿茲海默症病人雖然準備一頓飯，但除了會忘記擺出 1、2 道菜，甚至還會忘記是他（她）自己做的。
3.	**語言表達困難** 每個人說話時，偶爾也會咬舌根或找不到恰當的字；但阿茲海默症病人卻連簡單的字也忘了，或代之以不恰當的字，結果讓別人聽不懂他（她）在說什麼。

（白明奇製表）

4.	**搞不清時間和迷路** 正常人也可能忘了今天是星期幾、或突然忘了自己要做什麼；但阿茲海默症患者卻可能在自家附近迷路，不知身在何處，如何來及如何回去。
5.	**判斷力變差** 人們有可能在做一件事時太過投入而暫時忘了他們正在看顧的小孩；但阿茲海默症患者卻可能全然忘了正被他（她）看顧的小孩；他（她）們也會穿著不當，或同時穿好幾件襯衫。
6.	**抽象思考障礙** 正常人在處理複雜帳目時，偶爾也會收支不平衡；但阿茲海默症患者卻完全搞不清數字的來龍去脈，以及如何處理。
7.	**錯置物品** 任何人有時也會找不到皮夾或鑰匙；但阿茲海默症患者卻可能把東西放在不應該放的地方，例如把熨斗放到冰箱裡，或把手錶放到糖罐中。
8.	**情緒或行為的改變** 正常人偶爾也會有情緒起伏；有些阿茲海默症患者會喜怒無常。
9.	**人格改變** 隨著年齡增長，正常人多少會有人格改變；但阿茲海默症患者卻會產生戲劇性的人格轉變，變得迷糊、多疑猜忌或害怕膽小。
10.	**喪失鬥志** 正常人偶爾也會厭倦家事、業務或社交活動，但大部份的人很快便可恢復；阿茲海默症患者則會變得很被動，常需要不斷接受誘導及鼓舞，才能進入情況。

2-1

阿茲海默症的前 20 年

如果有一個 70 歲的人被診斷得了某個病，醫生告訴她說，這個病已經在她腦內進行 20 年了，病人一定會嚇一跳！

沒有錯，這就是阿茲海默症。

為甚麼知道是 20 年呢？一方面是根據已知的臨床數據外插法來推論，最有利的證據來自一個很有名的研究，稱為**顯性遺傳的阿茲海默網絡研究**（the Dominantly Inherited Alzheimer Network, DIAN）。

 20 年前的腦部變化

也許你知道，阿茲海默症者中有很少的比例是顯性遺傳，已知的問題基因最有名的有三個：PS-1、PS-2、APP，知名電影「我想念我自己（Still Alice）」片中哥倫比亞大學（Columbia University）語言學教授艾莉絲（Alice）就是這種顯性遺傳的病人，艾莉絲把基因傳給了當律師的女兒。假如妳是那名律師女兒，年紀只有 30 出頭，想到再過十幾年來到母親發病的 50 歲，心裡大概很不舒服。

DIAN 研究計畫的主持人於是邀請這類的尚未發病、但確定帶有基因的子女參加長期研究，每年固定時間執行各種檢驗。累積了足夠的數據之後，研究者發現，假定他們的上一代發病年齡也是他們未來的發病年齡，基於這種假定來反推可以劃出一個演變圖，所有演變的線條變化都集中到一個起始點，這一點大約就是 20 年。

　　從這一點開始，主管記憶的海馬迴開始萎縮（其實先膨脹、之後才萎縮），神經細胞使用葡萄糖的代謝率開始下降，記憶測驗開始變壞，腦中的乙型類澱粉蛋白（β-amyloid）開始堆積，腦脊髓液中的滔蛋白（τ-protein）開始上升，臨床嚴重度開始變壞。

　　一般等到阿茲海默症病人來到門診，所有病變都已經到位，治療很難挽回了。雖然可以改善某些症狀，或能延緩疾病進展的速度，但是卻無法根治。也就是這個原因，到目前為止所有針對阿茲海默症的臨床試驗都沒有辦法突破，最主要的原因是介入的時機實在太晚了。

　　科學家不斷地在找尋能夠在更早偵測出與阿茲海默症有關的異常標記（biomarker），找對真正的「未來」病人、找對時機，臨床試驗藥物才有成功的希望。

我想念我自己

　　這是由茱莉安・摩爾（Julianne Moore）所主演的劇情片。Alice 是哥倫比亞大學語言學教授，事業有成，家庭美滿，3 個孩子各自在自己的領域中成長。某天她在熟悉的校園中突然找不到回家的路，身為語言學教授的她更發現自己認不得字，說話能力也出現障礙，原本美好的世界瞬間崩壞……。

　　早發性阿茲海默症約佔一般阿茲海默症患者的 5%，發病年齡為 30～60 歲，而且這是一種家族性遺傳疾病，根據研究，顯性遺傳的早發性阿茲海默症有高達 50%機率遺傳給下一代，劇中 Alice 的 3 名孩子也因此接受了基因檢測，證實 30 歲的大女兒遺傳了此症，此生或許都要帶著惴惴不安的心情生活，這也讓 Alice 在擔憂未來之餘，又懷抱著對女兒的愧疚，但這些複雜心情在病情逐漸惡化後，也將一點一滴地消失。

　　本劇以罹病者的視角看待患者及家人生活的轉變，從茱莉安・摩爾精湛的演出中看到身為一位全球知名教授罹患阿茲海默症後的掙扎，努力透過高科技產物來延緩病症的惡化，最後也透過 Alice 在阿茲海默症協會的演講說出患者的心聲：「我要求自己活在當下，因為我現在也只能『活在當下』了。」

　　（詳細介紹請見本書第 243 頁，此部分文字由編輯室提供）

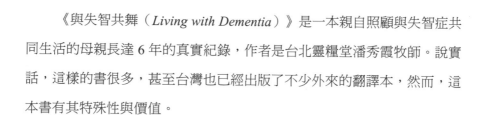

失智防治始於明察秋毫

　　《與失智共舞（*Living with Dementia*）》是一本親自照顧與失智症共同生活的母親長達 6 年的真實紀錄，作者是台北靈糧堂潘秀霞牧師。說實話，這樣的書很多，甚至台灣也已經出版了不少外來的翻譯本，然而，這本書有其特殊性與價值。

📍 同住家人是發現罹患失智者的尖兵

　　臨床失智症專家與科學家早已知道，阿茲海默症與大部分退化性失智症的病人在被臨床醫師診斷為失智症的那一天，神經纖維糾結與老化斑塊等病理變化已經在他們的大腦裡面堆積、進行破壞了 20 年或更久，這樣說來，與病人日日相處的家人或者是天天見面的同事應該是發現極早期、初發症狀最重要的尖兵。

　　我曾經在 2002 年發表一篇重要的文章，那篇學術論文調查 155 位阿茲海默病人的同住家屬，從他們的觀點來看病人最早出現的症狀是什麼？

結果顯示，**五大症狀是記憶力變不好、在熟悉的地方迷路、妄想、個性改變及失去使用器械的能力**。儘管過度敏感有可能導致草木皆兵、不得安寧，但是，周遭的家人或熟人倘若發現有人經常出現記憶障礙或明顯的行為改變，這應該要被視為一個警訊。關於初發症狀此點，本書有非常仔細地描述，讀者們要用心地看。

 學習與失智者和平相處

從被醫師診斷的那一天開始，失智症者的病程可長達 7 到 10 年、或者更久，如何與失智者和平共處是一個很重要的議題，如同教科書般的教戰手冊或有參考價值，但實情是病人的問題行為與精神症狀常常因生活背景、人生經驗、地域與國情差異，各有不同，照顧者互相交換心得並支持，顯得很有價值，本書提供許多有用的經驗與建議，很值得讀者細細體會與應用。

這本書也應該讓政府主管長期照顧業務的官員們看看，官員們才能體會這幾年來我常常在公開場合呼喊的口號「**失智照護、攸關國力**」的真實意義。

近來，愈來愈多關於「失智症」的書籍、電影等，除了本篇介紹的《與失智共舞》，電影如《被遺忘的時光》、《明日的記憶》、《愛無盡》、《我想念我自己》等，不論從罹病者的角度、照顧者的視野等，都能讓閱聽大眾更加了解失智症的情形。

尤其是照顧者間的心得交換更是重要，每個失智者都是獨立的個體，「症頭」不盡相同，醫生也無法在診間一一解釋接下來可能會碰到的狀況，不妨透過電影或書籍，來領會過來人的經驗之談。

（詳見本書第九章介紹與失智症相關的重要電影，
此部分文字由編輯室提供）

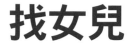

2-3

找女兒

很多失智病人常常在黃昏或半夜裡、急急忙忙要找小孩，其中又以女性病人居多。

 視幻覺看到小孩的以女性居多

10 年前，成大醫院行為神經科的筆者與林書漢醫師（現為台中慈濟醫院神經科主治醫師）曾經研究過 50 位路易體失智症（dementia with Lewy bodies）病人的臨床表現，50 位病人中有 33 位男性、17 位女性。如所預期，有很高比例（86%）的路易體失智症病人經驗過**視幻覺**（visual hallucinations），幻覺內容包括動物、人、物品等。

有趣的是，33 位男性病人之中有 24 位經驗過人的視幻覺，其中 12 位看到小孩（50%）；而 17 位女性病人中，有 12 位經驗過人的視幻覺，其中 11 位看到小孩（92%）。顯然，女性病人有看到小孩的比例高出許多，也許女性常與小孩相處、生養小孩或是天性使然。

前些日子，有位婦人被幾個女兒簇擁前來看診，除了記憶力不好、方向感變差等常見症狀之外，這位婦人還有一個很特殊的症狀，就是一直在找尋女兒。病人離開診間，女兒立刻又衝進來，說她媽媽可能曾經墮胎過，這樣不斷地說要找女兒，到底和以前的墮胎有沒有關係呢？又與民間傳說有沒有牽連？

失智讓患者心中緊鎖的心門逐漸鬆開

每個人的心中或多或少都有些祕密、牽掛、煩惱，而且從來不會對別人說。得了失智症的病人，原本鎖緊祕密的瓶蓋會開始鬆動，有些病人就脫口而出，有些仍會隱約、變形表現。

讀者知道台灣婦女曾有墮胎經驗的人數有多少嗎？根據 2011 年 7 月 17 日蘋果日報的報導，台灣醫界估計 1 年墮胎數可能高達 50 萬，是 2010 年全台新生兒 166,000 人的 3 倍。當年的衛生署國民健康局趙坤郁副局長說，官方統計台灣每年墮胎數約 240,000 萬，黑數則難估計。無論如何，恐怕很少人嘗試去瞭解墮胎過的婦女內心的想法。

文末，再講兩個小品故事。

淑琳這幾個月每天必定到市場買高麗菜及香蕉，冰箱塞滿了只好擺到廚房角落，搞得家人受不了，這正是要推廣友善商家（friendly stores）的原因；社區裡的商店既然知道失智病人會重複買東西，除了當場可以提醒之外，加入友善商家計畫的店家也會同意事後讓客人退貨、或更換其他貨

品。淑琳也老是忘了關水龍頭，水費從 800 元飆到 4000 元，不過，自來水公司可不會退還水費的。

雅惠雖然 60 歲不到，卻已經被診斷得了年輕發病型失智（young onset dementia），幸運的是先生對她照顧得無微不至。有次，先生跟雅惠說過幾天要帶她去草屯省親，並且提早買了車票。當天下午，雅惠一人兀自拿著火車票就進了後站搭車，說也奇怪，明明日期不對，台鐵站務人員也讓她上車，雅惠還真的經由台中回到草屯呢！

看到環境中的刺激（stimulus），即使是正常人也可能引發和這刺激物有關的行動或反應，但是對於不合宜的舉動總是會被合理的判斷力抑制下來。雅惠的舉動或許是混合片段遺忘和刺激引發行為（stimulus-bound behavior）的奇特表現吧！

走失，通往養護機構之路

幾乎每次在失智症門診看診中都有家屬告知，前幾天病人走失了！

找不到回家的路

有一次，我和病人的女兒提到失智病人常常走失的事情，她突然安靜了一會兒，然後跟我說，好久以前她曾聽說有個鄰居跟著大夥去看遊行，走在人群之中就這樣不見蹤影，家人急著報警找人，1 天過去，1 週過去，1 個月過去，仍然沒有消息。直到走失 3、4 年後，案主家人突然接到通知，說有人去掃墓，在公墓亂處發現一堆白骨，從白骨之中隱約發現證物可證明就是當年走失的家人。查房中，我講這個故事給住院醫師聽，想不到年輕的女醫師直說冷冷地、開始發抖起來。

另一位余姓家屬說，當年眷村裡也曾有人走失，到今天已經 30 年了，都還沒有找到。台灣每天平均有 10 件失智病人走失的報警案件，這樣算來，每年將近 4000 件，據說仍然有好幾百人至今下落不明。

迷路，是指在熟悉的地方找不到目的地或者返家，必須靠別人的協助或護送。在所有失智症種類當中，阿茲海默症是最常發生迷路、走失症狀的失智症，即使在疾病的很早期，都有可能迷路，這也是失智症專科醫師診斷阿茲海默症的重要依據之一。

定向感與注意力導致患者容易迷路

　　筆者在成功大學的研究團隊曾經追蹤 192 位已經發病 2.5 年、住在台南的阿茲海默症病人，其中 100 人曾經迷路過，92 人仍從未迷路，顯然，一半以上的病人在發病 2 年多就都迷路過了。經過 2 年半之後，92 位原來沒有迷路的人之中，有 30 人迷路了；而曾經迷路過的那一群，有 39 人又迷路了，我們列出許多可影響因素加以分析，結果發現，第一次的迷路和幾個認知測驗的項目（定向感與注意力）有關。

　　然而，對於防止再次走失的預測因素只有一個，就是限制病人的活動範圍。沒有限制在安全範圍之內的阿茲海默症病人，發生走失的機會大約是有限制的 4.3 倍，這樣的發現對於照顧者很重要，因為失智病人一再走失迷路，是導致家人決定將病人入住安養機構的主要原因之一。

　　想想，家人如何面對病人走失，應該要有標準流程呢？

認知功能評估

　　透過「簡易智能量表（Mini-mental state examination, MMSE）」評估，內容包括定向感、注意力、記憶、語言、口語理解及行動能力、建構力，滿分 30 分，分數愈高代表認知功能愈好，總分若低於 24 分，表示受試者為「輕度認知功能障礙」，低於 16 分，則表示為「重度認知功能障礙」。

　　另外，也有其他檢測量表可供醫師評估，例如簡易心智問卷、行為功能評估量表等，都是醫師在診斷失智症患者時可能會依據的診斷工具。

（此部分文字由編輯室提供）

第三篇

阿茲海默症

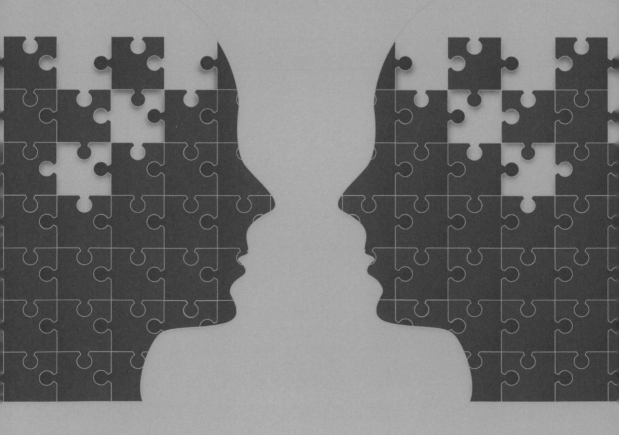

沒有一個人昨日睡去如常人，

今日醒來卻成為阿茲海默家族的一員，

阿茲海默症絕非突然之間形成。

很久以前，成大醫學院有位生理所的 J 教授，其老母親是我的病人，J 教授和他的老父都是玉樹臨風的體格，但他的母親得了阿茲海默症。J 教授說，他預測未來阿茲海默症可能會分為 Type 1, 2, 3, 4, 5……，因為阿茲海默症的臨床表現實在太多樣化了。

臨床症狀

阿茲海默症臨床表現的多樣化，原因是大腦的功能與運作模式實在很複雜，透過代償（compensation）、取代（substitution）、重組（reorganization）、甚至新生（neurogenesis）等機轉，讓受持續進展惡化中的大腦用**動態更新**的模式表現殘留功能。

此外，既有的大腦結構、先前的大腦損傷，如腦挫傷、大小中風、腦脊髓液的代謝（水腦），更會影響病人的動作與精神症狀。尤有甚者，病人早年的生活經驗、人生歷程等等，都會影響後來的妄想、暴怒行為等，因此，失智症的臨床表現真可用「因人而異、隨時空轉換」來描述。

雖然神經影像學反應的狀況不見得與阿茲海默症臨床症狀吻合，大部分的病人仍然有許多共通性，例如近程記憶不好，講了又講、說了又說；方向感或空間定向感變差而容易在熟悉地方迷路，來到陌生地方更不用

說；無法一心多用，語言理解出了問題，常常聽話抓不到重點，這些都是早期阿茲海默症病人常見的**認知障礙**。

病人還可能出現妄想、幻覺、激動、憂鬱、焦慮、遊走等**精神行為症狀**，這是家屬真正困惱與承受壓力負荷的來源。

其中，妄想是一個值得深入了解的症狀，常見的妄想有以下幾種。東西被偷、有人採取謀害的行為或動機、配偶有外遇或要被遺棄、現居地不是住家、家裡好像住著其他人等等，還好並非所有阿茲海默病人都發生妄想。這裡所說的妄想和一般典型的精神疾患的妄想有些不同，阿茲海默病人的妄想內容比較接近生活、比較不荒誕，持續性的妄想與針對妄想內容而真正採取行動的比例也較少見。病人有可能記憶力不好而容易忘記妄想的內容，因此，轉移注意力經常可以緩解困擾人的妄想。如前所述，阿茲海默症病人的妄想可能與早年生活經驗、或特殊生活事件有關，也可能與腦中白質病變有關。

到後來，病人逐漸失去**生活自主能力**，連吃飯、穿衣、洗澡、如廁、行走等基本的日常生活來到非得有人照顧不可的地步。

早期阿茲海默症病人是可以察覺自身認知功能退化的，但究竟是記憶力不好、忘了這件事，還是本身的病識感逐漸喪失也是症狀之一，病人漸漸就對自己江河日下的認知功能不以為意，整天快快樂樂、無憂無慮，這就是為什麼許多人說，病人本身一點都沒有煩惱，身旁的人卻受苦難過。

高齡失智者腦中可能有多種病理變化的混雜，這些病理變化的嚴重程度又可以有許多的組合，如果能仔細設計、多方考量，說不定未來可以用理論與公式（人工智慧）來預測臨床症狀與演變呢！

顯微鏡下的腦部病理變化

　　一群老人之中必有失智者。

　　古時候，人類平均壽命雖然沒有像今天這麼的長，但是這樣的病應該早已存在，只是被用不同的方式描述與對待。雖於真正的原因至今還不知道，此病在老人出現的比例遠遠高於中年人，高齡是少數確知的危險因子之一。

　　早在 20 世紀初，德國精神與病理學家阿茲海默醫師（Dr. Alois Alzheimer）就已經畫出顯微鏡下看到的不正常變化，包括斑塊（plaques）與糾結（tangles）。

β-amyloid 形成的斑塊

　　斑塊位於腦細胞裡面，其成分是一種非常黏的變性白質（乙型類澱粉蛋白 β-amyloid），取決於長度（如 40、42）、型態（如 oligomers、polymers）、可溶性（soluble、insoluble）與否、存在位置（腦組織、腦脊髓液、腦間質液、血管、血漿）等，這個蛋白的毒性各有不同，但究竟為什麼類澱粉蛋白會在某些人腦中堆積而導致阿茲海默症，至今仍是個

謎；乙型類澱粉蛋白也會和腦細胞的胰島素受器結合，這樣就會導致只能用葡萄糖做為能量來源的腦細胞的負面影響。人類第 21 號染色體負責送出製造類澱粉前驅蛋白（amyloid precursor protein, APP）的密碼，因此，比正常人多出一條 21 號染色體的唐氏症（Down syndrome）病人，得到阿茲海默症的機會比常人高出許多。

認為乙型類澱粉蛋白是阿茲海默元凶的假說稱為類澱粉蛋白假說（β-amyloid hypothesis），過去的臨床試驗也都朝這方向前進，但是到目前為止，尚未成功。如今，利用各種檢測方法，包括正子攝影、腦脊髓液、奈米技術血漿測定等，可以定量或偵測出位於腦組織、腦脊髓液、腦間質、血漿的 β-amyloid，這樣就可以用來協助醫師診斷、追蹤病情與證明臨床試驗的療效。然而，前述檢查仍止於學術研究與臨床試驗，並不建議開放到一般健檢或日常臨床業務。

滔蛋白造成的糾結

糾結位於腦細胞外，其成分是滔蛋白（tau protein），這是腦細胞受到破壞所留下的「印記」（更傳神的另種說法是「墓碑」），可以說是大腦損傷的指標。

既然斑塊與糾結是阿茲海默症者大腦內的主要發現，兩者關係為何？這種變化又如何造成臨床症狀？這都是一個難解的謎。

松鼠之家——失智症大地

阿茲海默症的診斷要件

雖然說經由家人、朋友或同住者好好觀察、收集與描述臨床表現，就可以做出相當正確的診斷。然而，極早期阿茲海默症的症狀很難認定，必須特別注意幾個重點。

首先，在局部腦傷病人身上看到的認知功能症狀（例如失憶、失語、失認或執行功能的障礙）並不能適用於失智症。。

其次，憂鬱、受到其他失智症等共病的影響、藥物、人格特質以及家人對病人臨床症狀的解讀也都是要釐清。其中，憂鬱症具有干擾失智症臨床表現與認知功的特性，一開始，老年憂鬱症經常被當成失智症的早期症狀，年輕型的失智症也經常被誤診為憂鬱症，失智病人也因為憂鬱症而影響整體認知與情緒功能與表現、而以為是惡化。

來到記憶或失智症特別門診，問過病史及神經學檢查之後，安排神經心理學測驗、抽血及腦影像造影。

腦造影可分為結構性腦造影及分子腦腦造影，前者主要以磁振腦造影為主，可以顯示腦萎縮、腫瘤、中風、腦挫傷、白質病變、水腦、硬腦膜下出血等。後者則包括 FDG PET、Amyloid PET、tau PET 等等，分子腦造影術目前使用並不普遍。

至於腦脊髓液及血液中的類澱粉蛋白與滔蛋白等生物標記，雖然可以提供有用的訊息，但尚未成為失智症日常診療的主流。

阿茲海默症的治療

使用提升腦內乙醯膽鹼濃度的藥物

由於乙醯膽鹼與記憶學習有關，而在阿茲海默症早期病人的腦中、製造與釋出乙醯膽鹼的腦細胞不成比例的數量減少，這可以解釋何以記憶力變得很差是早期症狀之一的原因。

另一方面，乙醯膽鹼與朵巴胺有互相拮抗的藥理作用，一旦乙醯膽鹼濃度不足，造成相對增加朵巴胺活性增強。朵巴胺與運動功能、動機、尋找新奇感有關，過多的朵巴胺可能與躁動、妄想等精神症狀有關。臨床常常遇到許多老人得了感冒、消化道疾病吃了具有抗乙醯膽鹼酶的藥物，發生了短暫的譫妄，雖然藥物停止就消失，但是有研究指出，發生這種現象的老人，將來發生失智的機會大增。當然，已經診斷失智的病人當吃了這類藥物，或者經歷環境改變、身體勞累等，也會發生突然惡化的情形，這稱為 beclouded dementia。

病人服用藥物，有時家人露出微笑說有改善，但是，所謂改善的意思是什麼？是病人的注意力較好、眼神較好、或者比較有反應？改善的原因與機轉又是為何？

對阿茲海默症來說，透過藥物真正達到記憶力改善、並能持續的情況的並不多。但不少家人覺得他們的病人真的進步了。這可能是經常在臨床試驗中觀察到的霍桑效應（Hawthorne effect）。此效應指由於參加臨床試驗，病人得到家人甚至醫護人員更多的關注，相較於沒有接受治療的病人

真的進步了、或至少被周圍的人認為有了進步，這或許可以解釋其中的現象。

既然製造與釋出乙醯膽鹼的腦細胞數量不斷減少，用來治療的藥物只能減緩代謝、藉此延長藥理作用，因此，療效不應持續太久。但是，臨床上卻有人一直服用健保特許使用的藥物長達 10 年以上，這是一個值得檢討的現象。

抗精神藥物

改善認知功能及減緩精神症狀是所有家人的期待。部分的病人需要不等程度之抗精神藥物，但原則是少用，或症狀改善後就儘早停用。

非藥物的介入

非藥物的介入也相當重要，這就是長照 2.0 中認知促進、緩和失能與失智計畫的核心內容。如何維持大腦的積極正向運作，就是各種預防失智的非藥物療法之精神所在。

顧心就顧腦

由於神經元等大腦組織是大腦智慧的來源，而其營養都來自血管，因此，控制如高血壓、高血糖、血脂肪異常等心血管危險因子及保持心臟的健康是很重要的，如此，才能保障最重要的腦細胞的正常運作與細胞間的連接，以維持心智整體功能。

腦力退化曲線

家人經過診斷、說明、接觸衛教知識，面對疾病的態度與接受程度逐漸增加，也漸漸接受阿茲海默症病人認知功能與生活能力持續退化是必經的過程。

在長期使用抗乙醯膽鹼酶的藥物（Cholinesterase inhibitor, ChE-I）的病人當中，每年追蹤一次的簡短心智評估（又稱簡易智能量表 Mini-mental State Examination, MMSE）或臨床失智症嚴重度（又稱臨床失智評估量表 Clinical Dementia Rating Scale, CDR）有的人退步很快，有些人持平，有些人起伏不定，這究竟是甚麼原因？從筆者的臨床觀察與推論，有以下幾型。

第一型，預期退步，這是自然的病程，依照既定軌跡進展。

第二型，突然退步，其原因也可能是自然過程（代償失敗 decompensation），或者是其他疾患、跌倒骨折、或突發狀況如登革熱的影響。

第三型，起起伏伏，常見原因如憂鬱、血管性認知障礙，通常給予適當介入治療，幾個月後又可回到原來的軌跡。

第四型，持平、甚至進步，原因包括診斷並非阿茲海默症、注意力障礙、憂鬱症、特殊亞型等等。

另外，本地經常使用的認知功能篩檢工具（Cognitive Abilities Screening Instrument, CASI）與 MMSE 之間的比值，CDR 與 Sum of Boxes 的比值，也都具有病理生理機轉相當的意涵。

照顧者壓力與負荷

這是一個大議題，兼顧經濟、身體、心理的狀態，並要充分了解與使用社會長照資源。

筆者的心得是，目前阿茲海默症沒有一個有效的預測因子或標記，只能全民預防，筆者並於 2005 年即提出「**三動兩高**」，預防失智的口號，即**頭腦要動（Mental exercise）**、**休閒活動（Entertainment）**、**有氧運動（Aerobic exercise）**、**高度學習（Higher education）**、**高抗氧化（High Antioxidant）**，這也是好的生活習慣，應該從年輕做起。

2017 年於倫敦召開的阿茲海默大會中，英國老牌雜誌 *Lancet* 發表重要資訊，根據多年來的觀察與研究得到一個結論，阿茲海默症有 65% 的原因是生下來就已決定，無法改變；後天的健康行為可以改變 35% 的噩運，這些好行為包括早年接受完整教育；中年改善聽力、控制血壓與避免肥胖；晚年要控制血糖、身體運動、遠離憂鬱與孤獨並戒菸。這和「三動兩高」理念多所相符，不禁莞爾。

結語

提早正確失智診斷不僅可以規劃生活與未來人生，採取各種方法可以延緩失智進展速度，家人也因為了解疾病，除了能夠以正確的方法面對及照護，也將大大降低不必要的就醫與使用長照資源。

不正確或延遲失智診斷，可能增加風險。

正面迎擊、挑戰失智

在前往倫敦參加阿茲海默協會世界大會（Alzheimer's Association International Congress, AAIC）年會的前一天，收到出版社寄來《*Alzheimer ist heilbar*》的紙本初譯稿，這本書的作者 Dr. med. Michael Nehls 是一位德國醫師兼分子遺傳學者，人生經驗相當豐富與特別。

這幾年來，由於失智症病因未明，藥物治療沒有進展，七奇八怪的偏方理論充斥坊間，每隔幾天就有一本與失智症有關的新書發表、或由外文被譯成中文擺上書架，其中，我也曾經幫不少與失智症有關的書籍寫推薦序或具名推薦，雖各具特色與價值，但是，《*Alzheimer ist heilbar*》這本書卻是十分特別。

在傍晚即將飛往英國的當天早上，我開著 YouTube，Michael Nehls 醫師正接受德國電視台專訪，在這樣的情境下，我開始閱讀全文，立刻被吸引住了。在候機室、航程中、返程中，我讀完全書，還真的有點新鮮的感覺。

失智預防的重點

全書可以歸納出幾個重點，防治失智非僅止於藥物，訂立治療計畫是有意義的，這不僅可以延緩失智症的到來，廣義來說，這就是一種預防；同時，也可以延緩病情的惡化，這樣就可以提升整個失智病程中病人與照顧者的生活品質。**持續運動、避免憂鬱、減少壓力、補充營養、加強社交活動與優質睡眠**就是全書的精華。

我突然意識到，從 2005 年開始，我以熱蘭遮失智症協會理事長的身分即提出「三動兩高、預防失智」的概念，更說明這是一種健康行為，必須從年輕做起，所謂三動兩高即頭腦要動、休閒活動、有氧運動、高度學習、高抗氧化。最近一兩年，我更簡化要病人做三件的事情：走路、曬太陽、喝咖啡，這幾點與 Michael Nehls 的理念完全吻合，而且都有學理根據的。

本書不斷引用瑞典卡洛琳學院（Karolinska Institutet）的 Miia Kivepleto 教授領導的有名研究 FINGER 以及加州大學 Dale Bredesen 教授的研究來支持每一章節的論點。FINGER 研究證明經過教練處方的運動與精心設計的腦力訓練能帶來改善某些認知功能的效果；然而，Bredesen 的研究人數只有 10 人，在我看來，說服力比較不夠。

本書有許多相當客觀、有趣與新穎的看法，例如作者用進化與演化觀點來說明人類祖先的生活型態可能有益大腦功能，也藉此提醒現代人類在高度文明化的生活型態改變所帶來的種種疾病，包含失智症。更用「阿嬤的力量」來說明三代同堂的好處，這種概念在某些歐洲社區正被倡導中。

作者也巧妙地引用良性應激（Eustress）的重要性。從演化學觀點，適度的壓力有利於神經系統的發育與身體機能的運作，這對於失智症的預防與腦力維持也有一定的角色。另外，平衡的荷爾蒙效應，是一個很好的比喻。親密關係，更是一帖良方，瑜珈、靜坐、正念（mindfulness），也都是值得進行的活動。

正確診斷失智症則是一個難題，這的確是全球的問題，我們應該要嚴正面對。如何找到合適的醫師，也是一個重要的關鍵，不僅德國如此，許多先進國家的家庭醫師或初級照顧醫師對失智症的診斷也不是很有把握，建立失智症診療醫師或專家制度，接受轉診，實有必要性與價值，刻不容緩；如果連失智症都無法確診與分類（如阿茲海默症、路易體失智、血管性失智、額顳葉退化症等），空談預防與治療就不切實際。

本書作者相當強調食物與營養素的重要性，這沒有什麼不對，但是作者對椰子油的推崇，讀者可要三思。說來真巧，滯留英倫期間，讀到美國心臟學會對椰子油提出警告的報導，台灣臨床失智症學會也曾召開過記者會，提醒民眾有關椰子油對心血管器官的可能壞處以及椰子油對失智症的療效證據不足。

過去幾年，針對乙型類澱粉蛋白（β-Amyloid）假說的阿茲海默症臨床試驗都宣告失敗，研究者宣稱是受試驗者的介入治療的時機太晚；但另一個可能是阿茲海默症致病機轉太過複雜，或許是另一種或許多種蛋白質病變造成，更可能是多方面的致病因子的共同傑作。作者也舉例說明，科學界的某些領域被少數人把持、宣傳著可能是錯誤的理論或學說，藥廠可能是主謀、也可能是幫兇。

今年我已經是第 8 次參加 AAIC，感覺令人振奮的消息越來越少，剩下以電腦及人工智慧取代耗費人力的傳統神經心理學測驗；利用大數據的分析與應用，以期能發現新的危險因子；發表新的診斷準則（如路易體失智症 dementia with Lewy bodies）以增加正確診斷的正確率；新進開發的生物標記，期望有助於進行中的臨床試驗及高危險群的人們；靠神經影像的幫忙，看能否提高臨床醫師診斷的自信心，預防策略窮途末路，老實說，沒有突破性的發展。

 ## 立即開始，把已知事實付諸行動

AAIC 2017 會議的最後一天，反而是主辦國英國的老牌醫學雜誌 Lancet 失智症委員會（The Lancet Commission on Dementia 2017）發行一本令人印象深刻的單行本。這本冊子的內容很簡潔，也很有意思。封面的一段話 "Effective dementia prevention, intervention, and care could transform the future for society and vastly improve living and dying for individuals with dementia and their families. Acting now on what we already know can make this difference happen."（有效的失智症預防、介入及照顧可以改變我們未來的社會，更能夠大大改善失智者及其家屬的生存與晚年。立即開始，把我們已知的事實付諸行動，將可讓上述成真）。

想想，這段話不就是 Michael Nehls 寫這本書的中心要義嗎？

對抗失智症，我們要訂定計畫，正面迎擊。

*註：本文為《失智可以預防，更可以治癒》推薦序。

阿公褲袋裡的藍色藥丸

知名高中的前校長得了失智症。

有天,校長跟與他剛剛度過金婚紀念日的太太說,請允許他與從前的教務主任交往!

當下,校長夫人並沒有歇斯底里,也未動怒,只是說:「這樣不太好吧。」原來校長早已打過電話給主任,主任還跟校長聊了很久,試圖要開導校長。後來,主任與校長夫人通了電話長談。

或許有人認為這是一段未完成的愛情,也可能認為這根本是自我編造的幻想。

究竟這是一種不被社會時宜所允許的病態行為?還是正常想法的不正常演出?

性慾莫名被撩撥，原來是失智造成

美國加州大學洛杉機分校曼得斯（Mendez MF）教授曾經仔細研究過 47 位行為亞型的額顳葉退化症（behavioral variant of frontotemporal lobar degeneration）病人與 58 位阿茲海默症（Alzheimer's disease）病人，發現有 6 位的行為亞型的額顳葉退化症病人出現性慾高漲（hypersexual behavior）的症狀，造成照顧者及周遭的人很大的壓力；然而，這種症狀在阿茲海默症病人之中卻一個也沒有。

這些有著性慾高漲症狀（sexual hyperactivity）的失智病人多半有隨心所欲、無法控制衝動、以及主動尋求性刺激的表現，更妙的是，病人很容易受到原本毫無意義的動作、視覺或聽覺等刺激而誘發性衝動。

 顳葉萎縮導致不知羞恥？

有一個女性失智病人就是如此，她的右側顳葉前端萎縮得相當嚴重，雖然在疾病的早期，只要別人碰觸到病人的手掌心就能引發她的性衝動，曼得斯教授認為這可能與額葉底部和右側前顳葉的萎縮病變有關。

當然，這種脫序症狀的出現往往也代表病人已經無法分辨哪些事情可以在公開的場合、哪些卻只能在私下進行；性慾高漲症狀不僅造成病人家屬或照顧者當下的困窘，也可能引起不可預期的後果、甚至鬧上法庭，更常迫使臨床醫師開立抗精神藥物。

校長夫人還說，聘用的外籍看護阿蒂經常陪著阿公到康樂街一帶，阿公要阿蒂在外面等，自己就進了一個小門。

阿蒂說，阿公的口袋經常放著藍色的藥錠。

額顳葉退化症

額葉是主掌思考、行為、智能、個性的主要區域，若額葉出現退化、萎縮或損傷，表現在外的症狀多以行為問題、個性改變等為主，以往視為社會規範的教條，患者總是不服管教，總會有一些違反善良風俗的事情發生，例如在商店拿了東西不付錢、在不適當的場合或時間說了不合時宜的話、或是如文中所說毫不遮掩對「性」的渴望等。

根據《美國醫學會神經學期刊》發表的文章指出，有 37% 的額顳葉失智症患者曾經做過不好的事情，甚至是犯罪行為，由於患者額葉退化而無法控制自己的行為，容易造成他人誤會，對社交活動造成極大的負面影響。

（此部分文字由編輯室提供）

3-3

鎮長與女詩人

說到健忘、記憶力差，很多人都有類似的經驗，但是，如何與失智症病人的失憶症狀區分呢？

筆者在例行失智症診療中，經常碰到病人或家屬陳述著說來有趣、但是對病人來說並不好受的經驗，這些經驗卻反而是老抱怨記憶力差的讀者們不太會碰到的。

 白文鳥飛走了

老劉以前曾經在台南機場美軍基地工作過，賺了點錢，退休後在中華西路靠海的那一側買了幢不便宜的透天厝，老劉平常愛玩鳥，不僅消磨時間，又可以逗孫子喜歡。

這幾年，老劉個性有點改變，不僅固執，愛生氣，尤其善變與脾氣暴躁讓劉太太及家人很受不了。除此之外，注意力也不太好，放飼料時，連鳥籠的小門也沒有關，白文鳥飛走了 3 隻，這讓老劉又發了一頓脾氣。

喝兩次牛肉湯

住在安平的陳老爹每天早上固定走到運河旁、大街轉角的攤子點一碗牛肉湯配肉燥飯，燙過的善化溫體牛肉沾著細細的薑絲醬油膏，真是十分美味。

擺攤的婦人有天遇到陳家媳婦，把她拉到旁邊說著，陳老爹曾經一個早上來攤子兩次，喝了兩次牛肉湯，這種情況還越來越常發生呢！

小雞活不了

整個鹽水溪北岸的人都知道，教額養雞的經驗相當豐富。這個家就靠她的努力勉強撐了起來，讓 5 個小孩至少都完成高中教育。

這幾年來，體格向來清瘦、但結實的教額記憶越來越差，連養雞都出了問題，教額常搞不清楚到底哪隻小雞打了抗生素、哪隻雞還沒有打。這還得了，一隻小雞忘了打、得了病，整籠都會活不了。

後來，家人已經不讓她碰養雞的事了，這讓教額很傷心啊。

農藥噴到鄰居的田

老杜揹著德國製的噴霧桶一個人就走出門,黃昏不到,鄰居就來告狀了,說老杜農藥噴到別人家的田。

老杜一輩子與雜草作戰,噴藥是很重要的工作,由於考慮到季節、風向等等因素,一般噴灑除草劑都會止於與鄰居農田交界前的一些距離,務農幾十年的老杜一定懂這個道理,但不知為何老杜當時會白目地一直噴、一直噴,噴到了邊界,風一吹當然藥就落到了鄰居的菜,弄的菜葉變色,鄰居十分不高興。

小杜只能硬著頭皮、提著一盒水果到倒楣的鄰居家道歉,說以後絕不再讓老杜揹噴霧桶了!

 鎮長與女詩人

曾經是南部重要政壇要角的老鎮長,經歷多次腦中風、漸漸出現失智的症狀,從外貌仍可推想外表高瘦的鎮長當年英俊、風流倜儻的樣子,如今雖已癱坐在輪椅,卻仍然保有紳士的風範。

稍前,在鎮長仍能站立的時候,鎮長的公子請來專門照顧父親的盧嫂經常看到老鎮長站立在高高掛在牆上的夫人遺像前,口中念念有詞,仔細一聽,原來是說:「近子,我很思念妳,妳可知道?」然而,這位老鎮長口中的近子並非像中人。

後來公子透露，鎮長確實有一個情人，現在住在日本伊豆半島修善寺溫泉區附近，個性溫柔，雖稱不上美人，能作詩詞，也算是一代奇人。

健忘與失智如何區分

「你失智了喔！」時下年輕人當遇到想不起事情時，多會用這句話來互相調侃對方。但事實上，只要一經提醒，通常就會立刻想到早先所忘記的內容，這屬於「健忘」。一般健忘的情形，從老到少都可能發生，容易健忘的人也不會因此影響生活或工作。

反觀失智多發生在老年人，阿茲海默症為例，患者對於近期發生的事情沒有記憶，反而愈久遠的生活經歷愈能記得住。當疾病愈後期，能記住的人事物也愈來愈少了，甚至連生活都無法自理。

（此部分文字由編輯室提供）

女人、失智與其他

失智症與女性有特別的關係。

一般而言，女性比男性更有機會得到失智症，尤其在失智症人口中占最大比例的阿茲海默症（Alzheimer's disease）更是如此，或許是女性較長壽、早年受教育年數低於男性、女性激素的改變、或者染色體的關係，有些因素已經被研究者排除，另外的則不得而知。

 即使失智，女患者仍掛心照顧家庭

失智症者的照顧者也大多是女性，讀者也許知道，目前台灣失智症的家庭照顧者以女兒、女性配偶或媳婦為主，這或許與民族性及文化背景有關；世界上知名的失智症中心的成員除了少數男醫師外，也大部分是女性，可能是女性比較有耐心、愛心與細心，對於失智症病人複雜多變的病情關注與處理，較能持久、有效。

女性失智病人也經常在黃昏時，急急忙忙嚷著先生小孩快回家了！要趕快回家準備晚餐。這是否是反映出家庭主婦普遍的焦慮，這焦慮深植於心，說不定也經常出現於夢中，而當**黃昏症候群**（sun-set phenomenon）出現時，近程記憶退化的失智病人腦中就讓久遠的焦慮浮現出來。

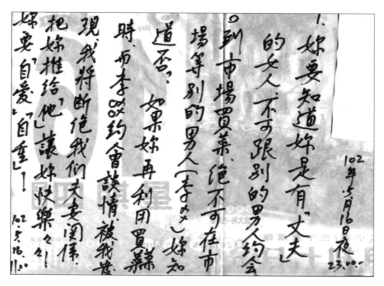

■ 清田妻子出示寫在日曆背後的一封信

男患者擔憂妻子出軌

　　然而，就筆者多年的看診經驗發現，男性失智病人發生忌妒或不貞妄想的比例卻高於女性病人，究竟為何會有性別差異，很值得進一步探討。以下就是一個實例。

松鼠之家——失智症大地

曾經是小學老師的清田坐在失智症門診診間裡的小椅子上流著淚，請求他太太不要這樣對待他，看似可憐，不像是假裝的。

　　站在旁邊的清田的太太，又想哭、又想笑，顯露在臉上最明顯的表情還是生氣與無奈，她遞給我一張已經很久沒再看過的日曆紙，背面寫滿了字（左頁圖）。清田可能是躺在床上想到這件事，越想越睡不著，終於爬起來寫這封信。讀者可以想像一個 5 月某日的夜裡，一位男士坐在桌前振筆疾書的情景。

　　莎士比亞曾經寫過一個故事，男主角奧賽羅（Othello）懷疑妻子（Desdemona）不貞而殺害她。後來，醫學界就借用這個故事，將懷疑配偶或性伴侶不忠的妄想稱為忌妒妄想（delusional jealousy）或奧賽羅症候群（Othello syndrome）。

　　幾年前，成大醫院行為神經科調查 189 位阿茲海默症病人，當中發生不貞妄想的病人占了 16%，大約是 6、7 個病人之中就有 1 個，說來並不算罕見。一部分的失智症病人出現奧賽羅症候群是因為大腦結構另有病變，尤其是右側前額葉白質有小中風、頭部外傷等腦病變的情況之下，當然，這或許與當事人的人生經驗也有點關係。

　　英國皇家倫敦醫院西比西查里士（Charles CD Sibisi）曾經發表過一篇論文，他詳細調查 8 位發生不貞妄想的失智症病人生活史，發現其中 4 位病人的現任或前任配偶確實有過這樣的經驗，對這些病人來說，還真的是懷疑有理呢！

黃昏症候群

　　隨著太陽下山，部分失智症患者會出現躁動不安的情緒，目前仍不清楚黃昏症候群發生的原因，可能跟生理時鐘有關，也可能是跟患者本身疲累、飢餓等生理狀況有關。

　　患者的情況可能會從傍晚持續到入夜，因焦躁、易怒導致難以入睡，甚至一是昏亂而有幻覺的出現，一般建議以改善行為降低黃昏症候群的發生，例如午睡減少疲累感、室內光線充足降低太陽下山的光線減弱所造成的不安，必要時也可搭配抗精神藥物，以助改善症狀的嚴重程度。

（此部分文字由編輯室提供）

妳結婚了嗎？

人類對於視覺刺激，尤其是人臉與地標的辨認，除了要能清楚看到，還得要能產生熟悉感，並與個人的時空經驗與記憶對比無誤，才算正確辨識人或地方。

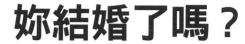 誰在我家？

失智者經常認不出自己的家人或朋友，甚至在照鏡子的時候，也會和鏡中人對罵，因此，專家建議把家中所有的鏡子都加上布簾。

有一個退休的銀行襄理打電話給他的妻子說，我們家住了一個年輕人，妳要注意喔！過了一下，又打電話說，那個年輕人現在到二樓了，還不斷地打電話。說也奇怪，既然是陌生人，他也沒有要趕年輕人出去的意思，也不會太生氣。襄理口中的年輕人原來是他的小兒子。

妳結婚了沒？

林朝京曾經是台南知名國中的校長，為人正派，很有禮貌，最近被診斷可能得了阿茲海默症。

林朝京常常表現皺眉深思，好像大腦和現實環境脫節。

有一次他對著妻子說，妳結婚了沒？我們怎麼會住在一起？還有一次，林朝京看了妻子很久，好幾次將伸出去的手又收回來，他對眼前的婦人說，我不能摸妳，不然妳有可能轉頭就走，那就沒有人照顧我了！我不知道我太太跑到哪裡去了。

這與一般臨床神經學家所說的**人臉辨識不能（prosopagnosia）**、或者親人被他人置換、取代的**身分誤認妄想（Capgras delusions）**不太一樣，朝京固然不能認出配偶，但是卻又能與之和平相處，甚至產生某種感情、想要碰觸。顯然，朝京已經不再將此人視為太太。那麼，溫文儒雅的前校長，內心究竟在想些什麼？

這讓筆者又想到另外一位病人慶和。做了大半輩子生意的慶和出門總是騎著威士霸（Vespa），後座載著太太。這一陣子，慶和認為這位在後座、緊抱著他的女人不是他太太，慶和私底下說，心裡頭有一種特殊的快感。不知道坐在後座的太太聽了，作何感想。

然而，並非所有的情況都是這樣羅曼蒂克。曾經擔任大型教學醫院護理長的淑津腦中風後變了個人，有一次拿著掃把要把一個男人趕出去，

松鼠之家——失智症大地

說：「奇怪了，家裡為什麼多了一個陌生、討厭的老男人。」不消說，此人正是淑津的先生。

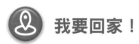 ## 我要回家！

婉儀叫了一部車，給司機一個地址，就叫司機快點啟程。過了鹽水溪，車子就沿著北岸、奔騰在平坦的公路上，這裡是安南區，併入台南市之前叫安順鄉。

這裡的風很大，鹽味很重，到處都是魚塭，受到海風吹襲的屋舍多半破舊不堪，越接近海，越是如此。車子停在紙條上寫的地址，但是婉儀看來看去怎麼一點都不像印象中的家？雖然說不是這裡，但司機硬是把婉儀趕下車。

失智者常有一股衝動要回家，到底這個「家」在哪裡？夢裡常常出現舊家，又代表什麼意思。

諾貝爾文學獎得主川端康成曾說：「我以為藝術家不是一代就能夠產生的，有時甚至要經過三代的孕育，才能開花結果。」

失智者的臨床表現與其早年生活經驗、個性以及重大的人生事件很有關係。若想成為具有人文素養的失智照護者，恐怕也是要一輩子、或者更久的修煉。

懷舊療法

　　早期失智症患者遺失的通常是短期記憶，但對於過往的長期記憶，通常會深埋心中難以忘懷。

　　懷舊療法就是運用這些患者年輕時長期接觸的場景或物品，作為治療的媒介，刺激患者以挖掘出深層記憶，研究證實，懷舊療法對於增強記憶力有一定的幫助。

　　如文中的婉儀，她給了計程車司機的地址可能是她小時候住過的家，但對於現在的家卻毫無印象，這就是深層記憶還保留著的原因。在懷舊治療中，除了可以鞏固其記憶力外，也希望能藉著熟悉的場景讓患者感到安心。

（此部分文字由編輯室提供）

我們在這個家住多久了？

有人說 61 號公路是藍色公路，馳騁在這條公路上經常可以看到台灣海峽，在夏天，放眼望去，總是藍天白雲，讓人心曠神怡，從七股出發、沿著台灣西岸斷斷續續可以到達八里，可以說是台灣最西邊的公路。

在台南的這一段卻是感傷的，尤其冬季經常是陰天，海風冷列、加上空氣汙染，讓人氣悶。

從將軍到北門，零星的房屋總是低矮，最高的建築物就是廟宇，只有神明可以撫慰居民不安的心。一路北上向西看，以為就是台灣海峽了；其實這只是牡蠣養殖場，場的西邊還有一段沙丘，沙丘的再過去才是混濁的海峽。

北門算是鹽分地帶（佳里、學甲、西港、七股、將軍及北門六區），更是烏腳病地區（布袋、義竹、學甲、北門四區），地底下混著不知名的物質據說是烏腳病的元凶，這物質有人說是砷，有人說螢光物質、土壤中的腐質酸、麥角生物鹼，也可能是其他原因。

這不是我的家！

曾魏醜就在北門出生、長大，結婚之後也沒有搬離北門。

阿醜得了水腦症，認知功能下降，發生很多奇怪的行為，經常把千元當成百元，百元當 10 元，50 元當成 5 元；正義與丁賢明明是不同家人的鄰居，阿醜硬說他們是兩兄弟。雖然經過局部治療，但還是留下很多的症狀。

最近一次選舉跟著家人準備去投票，路上阿醜卻一直說要去「買票」；以前投票時，她會摺好再放入票箱，但這次阿醜把蓋好的票沒有摺好，一直拿在手上猶豫著，引來監票人員抗議。

有天，她問女兒說，「我們在這個家住多久了？」

正在整理客廳的女兒告訴她，「阿母，在這個家我們住了將近 50 年了！」

「為什麼我一點印象都沒有？」魏醜疑惑的回說。

女兒繼續做家事。

過了幾分鐘，魏醜又問，「我們在這個家住多久了？」

到了晚上，阿醜就要上床時，突然對女兒說：「這床不曉得以前誰睡過？」

「這是你的床，剛新買的。」女兒接嘴。

「不是！」阿醜立刻回說。

女兒不敢再說下去，怕阿醜會說：「這不是我的家」。

用舊物找到熟悉與安心感

筆者曾經於 2011 年造訪位於日本熊本縣海邊的家屋，這是屬於高價位的機構，旁邊就有診所與稱為理療所的復健單位，這名為「彩虹之家」的家屋設計高雅，住民多半有輕度的失智症，人數很少，每個房間不大，但是有一個房間擺著老婆婆當年的嫁妝箪笥（tansu），很快地吸引筆者注意。

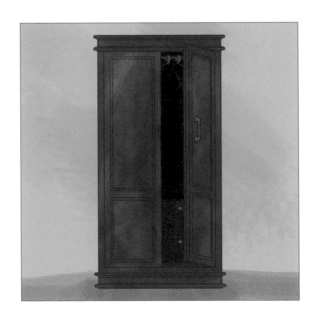

正常人對於家、通勤路線、工作地點等，一眼望去就有整體的熟悉感，但是失智者卻要靠著 1、2 樣物品激起整體、屬於自我的熟悉感，可能就是這種家屋箪笥擺放的出發點。究竟這種方法是否能夠激起真正的熟悉感？又能夠持續多久？

　　這種情形表面上看來好像沒有什麼，事實上，倘若失智者不確定當下所在是熟悉的家，除了感到不安之外，經常會興起一股想回家的念頭，這也是造成失智者離家遊走、導致迷路的原因之一。

松鼠之家──失智症大地

為了別人，治療自己

人們若是有了流鼻水、拉肚子、頭痛、皮膚癢等不舒服，會自己先想辦法處理、或者補充水分、或者休息睡覺，最後沒辦法只好到診所、醫院求診拿藥，吃藥是為了治療自己。

但是在臨床醫師的日常診療中，卻有許多處方的開立是很不尋常的，因為病人本身不曉得藥物的療效是什麼？為什麼要吃藥？原來病人吃藥是為了家人、照顧者，甚至是毫無關係的路人、大眾。

症狀讓人困擾

有人晚上不睡覺，走來走去，敲敲每一個房間的門；打開冰箱看了看，又關起來，重複好多次；整夜摺衣服，整理行李，叫先生載她回家；或者不斷開門、關門，說有人要來找他。

有人口罵三字經，說外籍看護和她的老公搞不正常關係；有人把媳婦罵得狗血淋頭，說媳婦盜取存摺提款、還不煮飯給她吃。

有人不吃飯、不洗澡、不穿衣服，眼神渙散。

有人夜裡翻牆出去，走走走，走到公墓，跌落水溝，腳底都是爛泥巴，說要回家找媽媽。

有人白天一直睡覺，雙手不斷在空中飛舞，飯送到嘴巴含著，就是不吞下去。

有人指著手臂說，你看好多蟲從血管爬出來，順手抓了一條，捏了捏，說，你看這是腸子。

家人受不了了！要求醫師開藥，但這藥不是自己吃，也不見得真的對吃藥的人好，還經常有許多副作用。

這人還是不吃藥，於是家人又要求醫師開水劑，滴幾滴到米飯、飲料中；或者用貼片，貼在身上看不到的地方。

 ## 吃藥變呆滯，家人好照顧！

一天、兩天過去，被施藥的人安靜了、晚上也乖乖地睡了。

這人沒有了想法、沒有了慾望，不再罵人，也沒再說看到別人沒有看到的東西，即使有妄想，也講不出口，家人很滿意，說很好照顧。

但是，這人臉部表情沒有了、呆滯了，動作遲緩了，走路時兩腳總是黏著地板、拖啊拖的。

有一天，就跌倒了，痛得哀哀叫。

這人被送到急診，照完 X 光，醫師說髖骨骨折了，需要住院、要開刀。

這人在開刀麻醉醒來之前，總算安靜了幾個小時。

針對妄想或幻覺的藥物治療

失智症患者後期可能出現幻聽、幻覺或幻想的症狀，隨著病程愈久，這些症狀也可能愈嚴重，臨床上針對妄想或幻覺的治療主要以抗精神藥物為主，例如抑制朵巴胺過度分泌的藥劑，或是有抗膽鹼、抗組織胺作用的血清素藥劑等。

通常建議從低劑量開始，不要催促醫師一定要「藥到病除」，藥物僅能改善其躁動、妄想等症狀，無法治療失智。若劑量服用過高，亦可能出現眼神呆滯、沒有精神與活動力，患者看起來如同失智加重的副作用。

（此部分文字由編輯室提供）

3-8

午時水

失智照顧者是很辛苦的，除了身心勞累，感情也受到挫折與打擊，但是基於某種原因，又不願意輕易承認壓力負荷很大。

太太的悉心照顧

平仁在 54 歲的那年，被太太發現記憶力出了問題，原來和太太一起經營塑膠射出工廠的平仁，已經逐漸無法勝任工作，常常需要太太提醒、監督。

然而，平仁在發病 3 年後才就醫，經過診斷及治療，往後 4 年的認知功能維持平穩。

61 歲的那一年，平仁突然腦力惡化，MMSE 從 20 分掉到 9 分，日常生活能力也大不如前，並且開始出現妄想，同時，平仁的表達能力變得困難，話越說越少。

62 歲那一年的冬天，平仁失蹤了。家人當然知道失智病人可能迷路，慌張之餘，到處找尋，發現平仁就站在一處距離家裡約 1000 公尺的十字路口，動也不動。之後，平仁被限制活動範圍，同時，語言功能退化到幾乎到了啞口無言的地步。

如今，平仁的太太還是把發病已經 10 年的先生帶在身邊，對於「台南市失智共照中心」個案照護評量師苦口婆心、好意安排的支持與服務，平仁的太太先是猶豫，最後還是婉拒，說不太喜歡陌生人進到家裡來，也不想到社區去。

平仁太太雖然說壓力不大，也沒有太大負荷的照顧困難，但是她沒有停止陳述，說現在要定時帶平仁到廁所，以免來不及或失禁；不過，晚上就麻煩了。

平仁晚上如廁完畢，太太就引導回到床上、協助躺下後繼續睡覺；有時，太太睡太熟了，沒有起床，等太太醒來，發現平仁呆坐著，也不知道究竟坐多久了。

說著說著，平仁太太的眼眶就紅了。

 女兒借了 500 萬

84 歲的錦鑾被診斷得了阿茲海默症已經 1 年，實際發病卻已經 2 年多了。

錦鑾記憶力不好，常常說了又說、問了又問，東西放了就忘了，還常迷路。錦鑾最近不吃正餐，拿蛋糕充飢，媳婦還發現婆婆老是哭泣，以為是為了老公哭泣，追問之下，原來是想到女兒曾經跟她借了一筆錢一直沒有歸還，到底多少？錦鑾說 500 萬。

天啊！500 萬。媳婦立刻去問小姑，小姑也不否認，說：那又怎樣！

小姑還說，照顧失智母親的事與她無關，不要去煩她。

 ## 一串古錢的幻想

阿娥說她 76 歲的公公是怎麼了，醒來就一直罵人，是不是把夢境當作真的。

阿爸說他看到阿娥找到一串古錢，要她趕快交出來，否則有個女人會來奪走。這個女人，就是阿爸 30 年前被倒會的那個會頭。

阿爸還說，他知道阿娥偷偷搬了櫃子裡的錢，去買車子與房子，不時對阿娥破口大罵。

 ## 打麻將行，記憶卻不行

陳姐是本地有名的香腸店老闆，遇到年節總是忙得不可開交。

很多人都不知道陳姐有個 94 歲的老母，陳老母得了一種進展十分緩慢的失智症，雖然到今天打牌還可胡牌，可是記憶力就是完全不行。

今年端午節，陳姐照往例在中午前後會放一桶水，經過午時，然後煮沸後放冷，冰在冰箱，陳姐準備在未來 1 年遇到人不舒服或生病時，就取出塗抹或喝下。陳姐特別交代老母要注意，不要去動這桶水！老母笑著說好。

一轉頭，陳姐傻眼了。

老母明明知道外面下著雨，她硬是把那桶水繞著燒金紙堆的外圍完美地灑了一圈，說燒完金紙就是要這樣做。

失智共照中心

失智共同照護中心，是衛福部長照 2.0 的重點項目之一，結合政府、醫事、長照及社福機構，預計在全台設立 20 個以上失智共同照護中心，希望能以此做為失智症個案與陪伴家屬的後盾，並期許未來能提升台灣失智症患者的確診率及服務覆蓋率。

失智共同照護中心提供的服務包括了協助疑似失智的個案就醫、診斷及個案管理；給予陪伴照顧者針對不同階段的生活照顧、醫療照護等諮詢、服務、轉介及追蹤；給予失智症患者及其陪伴家屬支持與諮詢。另外，也將協助輔導成立失智社區服務據點、辦理失智症的衛教活動、營造失智友善社區環境等。

（此部分文字由編輯室提供）

遺忘

阿茲海默症病人的家屬或照顧者常常為了病人突然記得剛剛誰來過、吃過什麼東西而雀躍不已，因為早期阿茲海默症的標準症狀之一就是忘了幾分鐘之前見過誰、談過什麼、去過哪裡、或做了什麼事？然而，對於很久發生的事情，卻記得一清二楚，這常常讓家人很難理解。

🔘 同鄉的悲痛故事

幾年前，有一位小兒科醫師的爸爸來到記憶特別門診，這位高高瘦瘦的男子的近程記憶真的出了問題，還好有及早治療與持續運動，病程進展沒有太快。

有一次回診，這位老爹跟我說了個他一直無法忘懷的事。

他說，他出身清寒，寒窗苦讀勉強高中畢業，經過一番自學努力，終於考上台電人員，並升到工程師。幾年後，他看到有個同鄉也來到台南，一直找不到理想的工作，於是他就把考上台電人員的經驗過程毫不隱瞞地

都告訴同鄉，甚至把基本電學、輸配電學的書籍都給了他。經過幾次失敗，同鄉如願考上台電人員，負責變電設備的維護。

為此，他們還到路邊小吃攤叫了些小菜、痛快喝了一晚。同鄉這也才有勇氣結婚、生子。

有一天，同鄉出事了！

就在值勤時，同鄉不曉得出了什麼差錯，就掛在電纜上，同事們花了很大力氣才把同鄉弄到地面，但是已經太晚了！原來同鄉誤觸高壓電線，被好幾萬伏特的高壓電燒灼傷，連衣服都燒光了。

老爹說著、說著就掉下眼淚、接著嚎啕大哭。他說當初要是不要那麼熱心幫忙同鄉，也不會落到這個下場！

未來可以任意消除不想要的回憶？

這樣說來，阿茲海默病人需要維持正常生活與社交的**情節式記憶**（episodic memory）壞了，久遠的、揮之不去的記憶卻堅固的保存著。

麻省理工學院（MIT）神經科學家蔡立慧教授領導的團隊於 2013 年曾經發表一篇吸引人的論文，有一種被稱為 Tet 1 knock-out 的老鼠，可以不受害怕、恐懼記憶的影響，成功地在當初受驚嚇的環境學習到新的記憶。這個研究有點複雜，三言兩語說不清，總之，新聞記者就引發一種聯想，報導未來人類可以任意消除不想要的記憶，這對創傷後壓力症候群（posttraumatic stress disorder）的病人將有很大的幫忙。

記憶真的很神奇，讀者不妨想想，人類、或者所有的動物為何要有記憶？不喜歡的記憶如果能被消除，真的有好處嗎？

這之後，有一段時間都沒有再見到老爹。

有次在走廊碰到老爹女兒，她跟我說，老爹發現得了肺癌，正接受標準治療中。

又過了幾個月，老爹女兒說，父親走了。

創傷後壓力症候群

創傷後壓力症候群（Post-traumatic stress disorder, PTSD）是指因遭遇突如其來的重大事件如車禍、地震、性侵、被綁架等，對自身造成強而有力的極度壓力，當再度回想或聽聞、看到相似情景，仍會感到強烈驚恐、無助，而有出乎預期之外的生理反應。

根據臨床觀察，PTSD 的患者多能自我痊癒，但澳洲心理學會於 2009 年發表，包括大半時間處於極度害怕、難過的情緒中、日常生活有困難、人際關係惡化、過度飲酒或不當使用藥物、睡眠品質不佳常做惡夢或容易受到驚嚇、無法歡笑顯得意興闌珊等，都可能是 PTSD 的高風險對象，應多觀察或轉介至精神心理科就診。

（此部分文字由編輯室提供）

松鼠之家——失智症大地

3-10

看得見、摸不到：
班森症候群

有時很久都沒遇到，有時 1 天之內可以看到 3、4 位這樣的病人。

這樣的病人多半在 60 歲左右發病，眼神呆滯，寡言，然而像是反覆提問、忘東忘西等常見的失智症表現並非他們的主要症狀。家屬就是覺得病人腦力的確退步了，病人有時還會迷路、出現視幻覺，穿衣服也常常出現問題等。

病人的視力多半還好，但是表現上常讓人以為眼力出了問題，他們看不懂手錶、無法讀時鐘；許多人對推陳出新的 3C 產品總是學不起來。

還有，病人通常知道自己已經逐漸退化了。

筆者曾經有個 60 歲不到的張姓病人，基本日常功能還算可以，但是寡言、木訥、眼神對不準，衣服常常裡外不分，判斷力也變差。有一次太太陪同病人來診，在檢查中，我發現病人右手出現一到疤痕，還很新。一

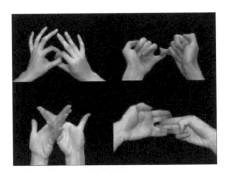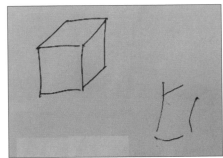

■圖一：左：班森症候群病人無法模仿這幾個動作；右：無法臨摹方塊。

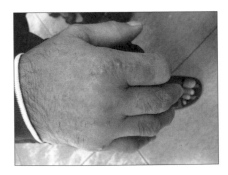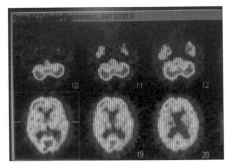

■圖二：左：病人認不出鏡中的反射，猛擊鏡面而受傷；右：雙側後頂葉血流下降。

 松鼠之家——失智症大地

問之下，原來是病人對著鏡中人大罵，忽然大拳一揮，鏡破血流，立刻被送往醫院縫合。這個病人得了**班森症候群**（Benson syndrome）。

美國加州大學行為神經學大師班森教授首先於 1988 年發表個案，因而稱為班森症候群。

班森的病人是一個銀行幹部，在 56 歲時開始發現無法閱讀的症狀，還好，靠著祕書的朗讀勉強保住工作，這時的日常生活也能自理。不過，隨著病情進展，病人逐漸連書寫也不行了，後來，只要和視覺有關的功能都會有問題，連在熟悉的地方也會迷路。

病人 64 歲時來到醫院，這時語言也已經有問題，功能逐漸退化，當桌上擺著日常用品時，病人無法命名，但是只要把東西放到手上，病人馬上可以說出是什麼東西。

班森的病人在發病 10 年後去世。

班森症候群病人大腦中作怪的病變通常也是引起阿茲海默症的病理變化，只是一開始影響的區域集中在後頂葉腦區，因此稱為**後腦皮質萎縮症**（posterior cortical atrophy），一般而言，後腦頂葉皮質區的功能主要處理空間訊息，尤其是涉及眼手協調的動作或知覺，這個功能受損，病人多半無法閱讀，但卻可以寫字，到後來，也無法辨認地標與路景、而以迷路收場，有些病人在這個階段居然還可以駕車。

眼見不一定為憑

　　典型雙側後頂葉病變的病人可能出現巴林症候群（Balint syndrome），包含三種症狀，即眼神呆滯、視線無法隨視覺刺激物轉向（sticky fixation 或稱為 psychic paralysis），當病人伸出手去觸摸眼前的物品時，因為指錯方向而常常摸不到（optic dysmetria 或稱為 misreaching），還有見樹不見林的窘境（simultanagnosia），例如看著一幅畫，有小孩在鏟沙，年輕人穿者泳裝戲水，遠方有人在海上賽帆船，病人卻無法理解這是海水浴場的情境。由於班森症候群病人的後頂葉腦功能不正常了，上述三大症狀加上視覺失認症都有可能出現在這群病人身上。

　　面對這麼年輕就得了奇怪症候群的先生，張太太的壓力很大，經由台南市失智共照中心評估、轉介照管中心，安排了日間照顧、喘息等服務，顯然有正面的效果。有次回診，張先生居然主動拍拍我的肩膀，終於看到張太太露出好久不見的笑容。

松鼠之家——失智症大地

第四篇

血管性失智

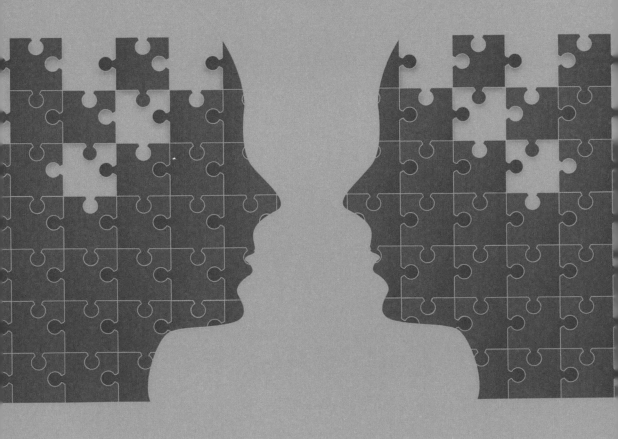

顧名思義，**血管性失智症**主要就是腦血管出了問題，大部分是血管阻塞、而導致養分與氧氣無法送達腦細胞。有時也稱為**血管性認知障礙**（vascular cognitive impairment），在亞洲許多國家，血管性失智症是繼阿茲海默氏症後第二常見的失智症種類。

血管性失智的臨床症狀

血管性失智症的病人，其推理能力、判斷與記憶力出了問題，通常是無聲無息地緩慢進行，也可能是突發性中風後引發。

患者出現的臨床症狀，取決於受到影響的大腦區塊，嚴重程度則和缺氧與缺血的時間有關。然而，許多症狀和其他型態的失智症種類重疊，因此，要及時診斷有時並不容易。最常見於血管性失智症的症狀包括混亂、記憶力障礙、注意力不集中而無法專注一件事、激動與煩亂、步態不穩、小便控制失調甚至失禁。

其中，小便失禁的症狀通常出現在退化性失智症（如阿茲海默症、額顳葉失智症、路易體失智症等）較晚的病程。如果在認知退化出現不久就出現小便失禁的症狀，很有可能在病人腦中有小血管中風或是白質病變等。此外，如果到中、晚年才出現人生第一次憂鬱症，那麼，血管性認知障礙也是要列入考慮的。

健康生活多動腦，降低失智症的風險

　　血管型失智症可以和阿茲海默症並存，但是兩者並不相等。前者的危險因子包括年齡、中風病史、心臟病史、高血脂、血管硬化、糖尿病、高血壓、心律不整等。因此治療與預防的方向就是從這幾個因子下手。同時，也應該要採取較健康的生活型態、運動、勤加動腦。

　　一旦導致失智症，失去生活自主性，要恢復到之前的良好情況就很困難了。

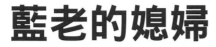

4-1

藍老的媳婦

記憶力不好固然是所有失智症經常出現的症狀，然而，失智症的種類很多，一個失智者更可能有 2 種、甚至 3 種以上的病因或病理變化混合的情形，臨床病情因而千變萬化。

📍 藍老的煩惱

百合嫁來藍家已經快 30 年，身為長媳的百合可是一點也沒有失禮。除了白天在代書事務所幫忙先生業務之外，百合還學習插花、雕塑，並且經常參與社會運動，為了空氣汙染向政府陳情、抗議；或為了性別議題，綁白布條遊行，算起來，百合在當地還算小有名氣。

最近幾個月，公公藍老因為肺氣腫進出幾次醫院，有一次還住進加護病房，差點洗腎。

雖然藍老有好幾個小孩，但是，主要的床邊照顧的工作都落在長媳百合身上，把屎把尿、餵食擦澡，百合都做到了。後來藍老總算平安出院，還逐漸康復，可以到附近公園散步，甚至跟家人到餐廳享用大餐。

大約 1 個月前（5 月初），藍老對百合說，前晚總統府的人打電話給他，只說了 18% 要砍掉，就掛電話了。百合半信半疑。

端午前後，藍老又跟媳婦說，小叔回來看他，把過程描述得十分詳細，包括在哪裡吃飯、帶回來一袋禮物，還特別交代不要轉送別人。但求證結果是小叔人在大陸，已經 1 年沒有回來台灣。

前陣子，藍老再度因為肺氣腫住院，住院前特別把存摺和印鑑交給媳婦百合保管；經過治療後出院，逐漸康復，藍老卻忘了這件事，竟然說媳婦蓄意偷他的錢。

這下子不得了，表面光鮮亮麗，實際上忍氣吞聲的百合終於發飆了。

百合將自己的情緒一五一十地貼在臉書上，立刻贏得許多人的同情，還有幾個回應，下指導棋。

妄想背後多有故事與前因後果，有跡可循，經過旁人提點，百合承認的確有道理，氣也隨之消了一半。

但是接下來的問題是，如何讓公公到醫院就診、得到正確的診斷呢？

4-2

大腦中的小血管疾病

在知名升學國中執教多年的羅老師退休後，一直住在台南市東區的榮譽街，這個地方在過去是糖廠的宿舍，環境相當優雅。

已經 75 歲的羅老師近來總覺得走路怪怪的，下肢有點僵硬，但不至於跛行，這和靈活的上肢有著明顯的對比（此現象稱為**下肢巴金森徵候，** lower body parkinsonism）；有時候偶會滲尿，腦力也不靈光，記憶力有點衰退，但只要給點提示或仔細想想，多半可以回想起來。雖然大致上可以維持生活自理，但就是不如以往。

羅老師的姊姊年輕時得了怪病，很年輕就中風，餘生都在安養中心度過，羅老師很擔心步上後塵，這幾年來一直在神經科門診追蹤。

最近一次的腦造影結果，果然有不少小中風，還有**白質病變**。

所謂白質就是神經纖維通過的地方，若是有病變，神經傳導可能被阻斷，至少效率會變差，人就看起來呆滯、動作遲緩。

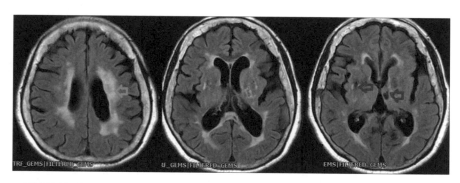

■ 羅老師的磁振腦造影顯示大大小小白質病變（藍色箭頭）與小血管中風（紅色箭頭）。

外表打扮仍相當體面，應對也還算優雅的羅老師，就是民眾在神經科門診被醫師告知有小中風病史，但病人卻一味否認的實境之一。

這種大腦影像上的異常雖然被臨床醫師說成是中風，但是，這真的是中風嗎？這些看起來有點麻煩的異常，真的會造成失智嗎？需要、或是可以治療嗎？除了治療與避免如高血壓、高血糖、高血脂等心血管危險因子之外，說實話，沒有標準答案。

腦部的異常都可能會造成失智

　　此外，這些影像上的病變依照過去的文獻，其病理變化可能是梗塞、去髓鞘化（demyelination）、膠質細胞增生（gliosis）、硬化（sclerosis）等等，常壓性水腦症病人大腦腦室周圍也常常有白質病變，不見得等同中風。這些異常，經常會帶來失能與失智的可能，不可不慎。若是像中風，就應該依照中風的標準治療，但是若有微小出血（microbleeds），使用阿斯匹靈必須考慮減量，否則有大出血之可能。

　　曾經有學者比較阿茲海默症與腦血管疾病的危險因子，結果發現幾乎一樣。近來，有學者認為中風可能透過發炎路徑、或啟動或增加乙型類澱粉蛋白的負荷（beta-amyloid loads）；也可能引發不明機轉、經由不明的分子或激素。倘若此派假說成立，代表血管危險因子非但是造成既存退化性失智症的加速惡化原因，也暗示可能是病因之一。

戰略性中風

　　腦中風指的是供應大腦或小腦腦幹等中樞神經系統的血管因為阻塞、爆裂、感染、發炎或其他原因導致血液無法正常送達腦細胞。一般人的刻板印象中風就是臉歪、嘴斜、半身麻痺偏癱或失語，嚴重者有生命危險。

　　但是大腦的體積不小，有些地方容易中風，有些地方即使中風可能連病人或旁人都無法察覺。

中風位置影響表現在外的症狀

　　還有一種中風，因為發生的部位特殊，有可能小小的出血或梗塞，雖然沒有產生半身不遂，但卻造成認知功能障礙，尤其是記憶、語言與執行功能，因而被稱為**戰略性中風**（strategic stroke）。由於戰略性中風發生的部位很特殊，可能有重要神經通路經過而被阻斷，如視丘（thalamus）；或者剛好是所有重要訊息彙整區，如角迴區（angular gyrus）；也有可能是通往額葉指揮中心的中繼站，如尾核（caudate head）；而與人類記憶特別有關的巴貝茲迴路（Papez Circuit）中的任何一個小地方中風，就有可能引起失憶症狀，以下是一個實際例子。

劉先生不見了 13 個小時

61 歲的劉先生是工廠老闆，家住在安平，在高雄湖內有個生產汽車後視鏡的工廠。2015 年冬天發生一件怪事，劉老闆在某個早上 6 點出門之後，一直到晚上 7 點在大學醫院急診室之間，有長達 13 個小時完全沒有記憶。

從當天曾經和劉老闆交談的人口中拼湊出來的過程如下：

6 點出門之後，劉老闆先到湖內工廠，然後轉往住在喜樹的哥哥家，他哥哥發現劉老闆有重複問話的現象，但是沒有採取任何行動。接著，劉老闆又開車回去湖內工廠，家人發現他不斷地說同樣的話，真的有問題，而且還否認去過喜樹哥哥家，劉家小孩於是立刻帶他去看基層醫師，但是醫師看不出所以然，量了血壓正常，就返回工廠了。

之後，他還接待了幾位客戶，外表看起來算是正常，但是，後來抵達的太太問他剛剛誰來過？劉老闆回說沒有人來過。中午，還吃了 2 碗飯，不過，劉老闆很少吃這麼多，難道是忘了已經吃了第一碗。

下午，劉老闆就一直待在工廠，劉家小孩發現劉老闆雖然可以做點事情，但是許多流程會重複做，還問兒子為何組裝一套模型，隨後還將之拆解，這是很不合常理的。傍晚劉老闆如常看了電視節目，卻不知該如何使用遙控器。家人越想越不對，於是就帶來急診室。

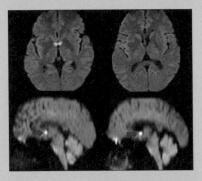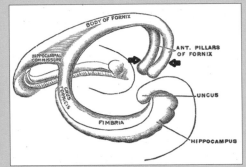

■ 圖一：左：大腦磁振造影示白點（紅色箭頭所指）為病人中風位置；
　　　　右：黑色實心箭頭所指大約就是中風所在。

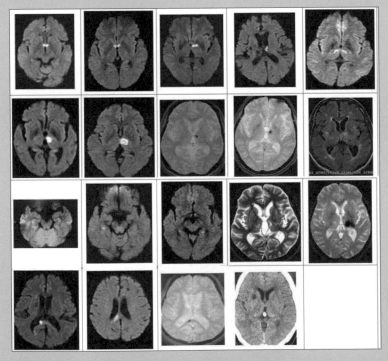

■ 圖二：小小的中風，引起相當明顯的認知障礙。

松鼠之家——失智症大地

到了大學醫院急診室，劉老闆恍如閃電般、突然就恢復正常了。他不知道為何會被帶來急診室，只知道當天早上出門，之後就一片空白了。

在過去，神經科醫師會將這種案例直接診斷為**短暫全盤性失憶症**（transient global amnesia, TGA）。想不到磁振腦造影結果顯示是發生在大腦深層穹頂（fornix）的小中風，這是主管記憶的巴貝茲迴路中的重要結構之一。

所幸，劉老闆恢復正常，記憶也逐漸恢復到剩下不到 8 小時的空白，連續服用預防中風的藥物，之後沒有再發生過類似的事情。

回想過去十數年，筆者看過許多小小的中風（圖二），卻帶來很明顯的認知功能退化，症狀從失憶、失語、迷路、失用到混亂都有，有些很快就恢復，有的就持續到老了。

巴貝茲迴路（Papez Circuit）

包括下視丘、視丘前端、扣帶迴、海馬迴等情緒反應的大腦連結區域，由詹姆士・巴貝茲於 1937 年所提出。

（此部分文字由編輯室提供）

第五篇

路易體失智症

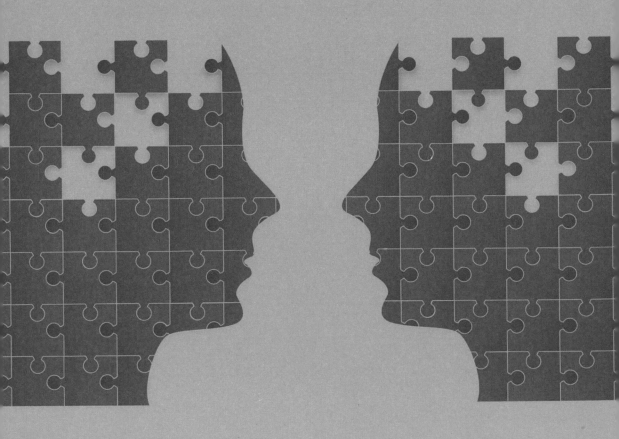

路易體失智（Lewy body dementia）是僅次於阿茲海默症（Alzheimer's disease）第二常見的原發性失智症，一種稱為路易體的蛋白質堆積於腦細胞內，尤其是位於與記憶、思考與控制運動有關腦區的腦細胞。

路易體失智症的表現

路易體失智症的病人除了智能下降之外，經常有視幻覺的症狀，警覺度（alertness）與注意力也常常受到影響。有些人也會有巴金森氏症（Parkinson's disease）常見的症狀，例如肌肉僵硬、動作遲緩與顫抖。

視幻覺：視幻覺可以是最早出現的症狀，也會反覆出現。病人通常會看到形狀、動物或人，也有可能是聽、嗅、或體觸幻覺。

運動障礙：所有巴金森氏症的徵候都可能出現，例如肌肉僵硬、動作遲緩、顫抖及碎步前進。

自主神經系統失調：血壓、脈搏、流汗以及消化功能都可能受到影響，這會造成頭暈、跌倒、便秘等。

失智：會出現類似阿茲海默症的認知障礙，如混亂、注意力不集中、視空間問題與記憶力變差。

睡眠困難：動眼期行為障礙（rapid eye movement [REM] sleep behavior disorder）將作夢內容表演出來（睡眠中大喊大叫、手打腳踢等）。

注意力起伏：陣發性的想睡覺、長時間的眼神呆滯（空洞地看著遠方）、白天嗜睡或者語無倫次。

憂鬱：情緒低落。

淡漠：喪失動機與鬥志。

病因：路易體失智症最重要的病理變化是不正常的蛋白質堆積成路易體，這種蛋白質也和巴金森氏症有關。此外，有著路易體的病人也經常有著在阿茲海默症病人腦中可見到的老化斑塊（senile plaques）與神經纖維糾纏（tangles）。

危險因子：有幾個因子可能增加得路易體失智症的風險，包括 60 歲以上、男性、有路易體失智症或巴金森氏症家族史者。也有研究指出，憂鬱症也和路易體失智有關。

併發症：路易體失智症會持續惡化，病人可能併發嚴重失智、侵略行為，憂鬱、跌倒受傷、巴金森症後惡化。被診斷得了路易體失智症的病人平均在發病後 8 年結束一生。

羅賓・威廉斯的大腦出了什麼事？

2014 年夏天，美國知名演員羅賓・威廉斯（Robin Williams）被發現心跳停止，沒有他殺的證據。由於情況特殊，必須請來法醫。

羅賓曾經主演了許多膾炙人口的佳片，如春風化語（1989）、睡人（1990）、心靈捕手（1997）、博物館驚魂夜 3（2014）等，讓人不禁心生懷念。據說，羅賓在最後幾個月行為怪異，把好幾個手錶藏在襪子裡，並經常擔心這幾個錶會被偷走。

 路易體失智症奪走了羅賓的光彩

法醫報告出爐，羅賓的大腦中有許多路易體（Lewy bodies），雖然也看到阿茲海默症與額顳葉失智症的病理變化，主持這項任務的加州大學舊金山分校病理教授所下的主診斷為**路易體失智**（Lewy body dementia）。

廣義的路易體疾病包括**巴金森症**、**路易體失智症**及**多發系統萎縮症**等，前兩者有著共通的臨床症狀，除了動作遲緩、面無表情、肢體僵硬、步態不穩之外，也常有幻覺、妄想、起伏不定的認知狀態，記憶力及執行功能等高次大腦機能也逐漸敗壞。

 ## 盡是小孩的幻覺

特別的是，路易體失智症病人在睡眠（快速動眼期）中常出現手足舞動的情形，好像將夢境演出來一樣；到了白天，反而出現嗜睡，也會無緣無故地跌倒。病人對牢不可破的妄想，深信不疑，更常出現視幻覺，除了親朋好友，也可能看見動物，尤其最常看到小孩子，有人認為這是縮小的成人，一如格利佛（Gulliver）造訪了小人國（Lilliputians）看到的景象一樣，因而給了 Lilliputian 幻覺的稱法。然而病人對於幻覺一點也不害怕，筆者曾聽到有病人買來十幾碗湯麵要招待一群小孩，還有病人說她很享受幻覺的內容。

 ## 不被理解的行為加深憂鬱

部分的病人也常有憂鬱，然而憂鬱與許多退化性腦疾病的關係不易清楚切割，憂鬱可能是退化性腦疾病的前兆（即疾病的一部分），可能是同時存在的共病，也可能是病人因為得了退化性腦疾病而引發憂鬱。

路易體失智症常常沒有被醫師及時、正確診斷出來，周圍的人也不解病人種種怪異的行為原來是大腦病變的後果，可以想像病人是何等的痛苦。大腦認知功能退化又加上精神行為異常與憂鬱症狀的困擾，外界推斷是羅賓走上絕路的原因之一。

　　此處值得一提的是，第一次世界大戰後流行一種奇怪的腦炎，倖存者整日昏睡，就像睡人一樣，這種腦炎因而被稱為嗜睡性腦炎（encephalitis lethargica）。電影《睡人》就是描寫一段 1969 年發生在慢性病房中的真實故事，片中羅賓‧威廉斯主演讓一群久睡的病人神奇地醒來的行為神經科醫師奧立佛薩克斯（Oliver Sacks），薩克斯醫師用的神藥正是如今治療巴金森症的首選左旋朵巴（L-dopa）。

　　法醫報告中還提到，羅賓威廉斯的體內殘留左旋朵巴，沒有酒精、也沒有禁藥。

幻覺與錯覺

知覺（perception）是很奇妙的事情。

當外界的訊息刺激透過視覺、聽覺、嗅覺、味覺、體感覺等感官送入大腦，經過大腦皮質層層解碼、並與過去的經驗記憶比對之後，而得到熟悉的臉、聽過的音樂、聞過的味道等感覺；再與杏仁核交互作用之後，而有親人的臉龐、喜愛動聽的樂曲、或帶出可口的饗宴等等情感成分。但是，在某些正常的情境、及更多是在病態的狀況之下，明明外界沒有東西，人們卻看到人、動物或東西（幻覺）；或者把一個東西看成另外一個東西（錯覺）。

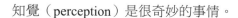 各式各樣的幻覺與錯覺

路易體失智與巴金森症病人的視幻覺、或錯覺可能和腦中左朵巴胺（L-dopa）和其他神經傳導物質的平衡有關。筆者曾經在一天的門診仔細聽幾位病人的描述。

甲：陳先生，說看到很多人跟他一起躺在床上睡覺，有大人，有小孩，但確定沒有外國人，可惡的是，他們居然在床上撒尿排便。

乙：胡先生，說看到老母前來，他立刻起身往外準備去挑水，想不到結局是跌倒骨折，這是發生在凌晨兩點鐘的事。我問他，母親應該已經100多歲了，他說是的。其實，他老母早在 70 歲已經仙逝。

這讓我想到 1994 年諾貝爾經濟學獎得主 John Nash。John Nash 的賽局理論（Game Theory）被廣泛應用於許多領域，他的故事被拍成電影「美麗境界」。其中，描寫 Nash 視幻覺的場景十分經典，Nash 可能有**思覺失調症** （Schizophrenia），經常看到小孩出現在他的眼前而困擾，但是有一天，他突然參透，這麼多年以來，小孩一直都是同樣的外型與身高，這顯然不合理，Nash 參透後，終於可以和這些小孩和平共處。

丙：交先生，才 60 幾歲，被診斷為巴金森症，這病的平均發病年齡為 62 歲，一般在前幾年都可以對藥物反應很好。這位病人卻有很多副作用，讓他焦慮的太太痛苦不已。吃了藥 30～40 分鐘之後，交先生就會看到草從地上長出來。

丁：從事印刷業的老鐵，和喜歡喝紅酒的大學校長很投緣，經常一起小酌聊天。這幾年，老鐵身體出了狀況，面無表情，動作遲緩，有時在睡夢中還會大喊大叫，伸手揮舞。老鐵來到大學附設醫院看病，吃了藥，總算動作有點改善，但是，卻常常面露驚訝之色。有次回診，老鐵就在醫師面前從前臂抓出一條一條的東西，依序晃到空中。老鐵說那就是一條條黑黑的蟲體。

戊：老盧已經 80 了，最近常常把掛在衣架上的衣服看成一個人，有時還真的會被嚇到。有一次，明明家裡只有 3 個人在，老盧硬說有 4 個人，讓其他兩人覺得毛毛的。

己：71 歲的橋欣，最近半年被發現動作變慢，臉部表情僵硬。有一次，橋欣看著窗戶框框，說有一條河流就在那裡，還緩緩地流著水。

還有，病人好像在農曆 7 月特別容易看到不該看到的東西，我個人以為和颱風季節時、大氣壓不穩定有關，但這仍需科學研究來驗證。

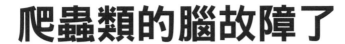

5-3

爬蟲類的腦故障了

許多病人晚上不睡覺，在客廳廚房走來走去、敲敲門、或者會打掃家裡，也可能整理行李準備出門，這讓隔天要上班、上學的家人很困擾，即使有外籍看護，也會受不了。來到門診家屬就跟醫師說病人失眠，要求開安眠藥。但是，這是失眠嗎？安眠藥有用嗎？

正常人日出而作、日落而息，大腦內視交叉上核（suprachiasma nucleus）扮演中樞節律器的角色，掌管這個節律，其中，很重要的來源是太陽光經由視網膜、視神經送進腦內，並和褪黑激素（melatonin）協同作用。但是這個大約 24 小時的節律，卻可能因為乘坐飛機等原因受到挑戰，而產生時差（Jet-lag）帶來的不舒服；除此之外，還有更多退化或疾病狀態也會讓這個節律亂了，而造成晚上醒著，白天斷斷續續打瞌睡或嗜睡。這些病人的一天睡眠總時數並不低，但因為**醒睡節律失調**（irregular sleep-wake rhythm disorder, ISWRD）混亂與旁人不一致，而造成同住者的困擾，甚至危險。

睡夢中的手舞足蹈

路易體失智症和睡眠症狀相當有關。病人常常有白天嗜睡的情況，即使在門診看診中，也可能看到病人眼睛閉著，真的睡著了；偶爾還會看到病人一隻手在空中飛舞。

正常人在睡眠中的快速動眼期可能作夢，此時肢體失去張力，以免將被人追趕、廝殺、喊叫、持棍、悶打等夢境中的激烈動作演出來。如果把做夢內容表演出來（dream-enacting behavior）是十分危險的，經常枕邊人因而受驚嚇、甚至被踢下床、身體受傷，稱為**快速動眼期行為障礙（REM sleep behavioral disorder, RBD）**，病人本身也常跌落床下。更悲慘的是，由於路易體失智症病人多有行動遲緩、肢體僵硬等運動障礙，有病人將夢中被追殺的情境直接連結真實生活，讀者可以想像一下，肢體亂動離開睡床，接著起身快步移動，只是這是一尊無法快速移動的身體、而且多有骨質疏鬆，這齣戲的結果通常就是跌倒加上骨折，直接送急診、住院了。

 ## 安眠藥只能應急

對於快速動眼期行為障礙是有藥物可以治療的。但是醒睡節律失調就比較麻煩，原則是儘可能維持與日夜光線一致的生活作息，白天讓身體運動或勞動疲累，而符合日落而息的自然規則；非不得已使用安眠藥，應挑選較不易成癮的成分，也不能使用過久。據說，目前有國外藥廠正在進行醒睡節律失調的臨床試驗，期待能成功。

由於路易體失智症病人的自主神經系統在病程初期就受到影響，除了便秘之外，病人的自主神經在心臟的分布密度也會減低，用特殊的造影術可以顯影出來，此即「核子醫學造影術」（iodine-123-meta-iodobenzylguanidine,MIBG）的原理，在日本 MIBG 的使用率很高，用來協助診斷路易體失智症與此症的亞型分類。

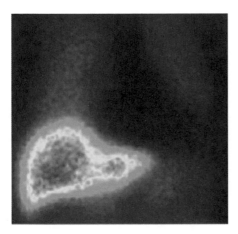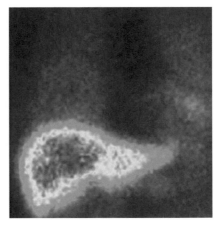

■ 路易體失智症病人的心臟 MIBG 攝影，左圖紅色強度不如右圖，代表異常。

爬蟲類的腦故障與早期失智症狀有關

上個世紀曾有學者 Paul MacLean 將動物的腦分為爬蟲類的腦、哺乳類的腦與人類的腦。主宰動物生存最重要的部分就包在中樞神經系統的核心，這個核心通常被稱為「爬蟲類的腦」。爬蟲類的腦主導呼吸、心跳、睡眠、清醒的功能，也包含基底核。

很早以前，筆者就覺得路易體失智症與爬蟲類的腦故障有關，因為臨床症狀與醒睡週期、自主神經系統、視幻覺等相當密切，這些在其他失智症相對少見，至少在疾病的早期。

　　雖然到了本世紀，比較解剖學（comparative neuroanatomy）專家鮮少繼續支持此學說，但三元腦學說（triune brain theory）卻在領域外開花結果，廣泛被應用於教育與行銷。

松鼠之家——失智症大地

妄想：失智知人性

有時候，失智症像風一樣，把病人內心的窗子吹開，藏在深處的祕密
於是一一散發出來。

 懷疑太太不忠的彥德

這幾年，彥德肢體的動作逐漸遲緩，晚上睡覺老是說夢話，白天總是
打瞌睡，三不五時還看到有小孩在客廳跑來跑去，當然，那是幻覺。

前陣子，彥德發現自己已經不舉了，但是小他幾歲的太太仍然社交頻
繁、活動自如。彥德看到太太接電話、有說有笑就不高興，太太一出門就
擔心。再過來，彥德吃了一堆來路不明的藥，目的不用多說，但是效果不
彰，到後來居然還搞到腎臟壞掉，每週二、四、六得洗腎。在洗腎中心的
時候，彥德都不忘打電話回家，他不打太太手機，聽到太太接家裡的電話
才會安心。

有一天，彥德把存摺、印章都交給兒子保管，並要兒子注意常常出入泡沫紅茶店的那個臭小子。一開始，兒子覺得莫名其妙，直到彥德對兒子說了一段話之後，才恍然大悟。

幾年前，就有傳言說附近的泡沫紅茶店老闆娘和一個年輕小夥子有不正常關係。好幾次彥德要去買紅茶，等了很久，老闆娘就是不出來，彥德不禁對著店裡破口大罵！過了一會兒，一個少年仔推門出來，對著彥德兇了一頓，並作勢要揍他，彥德自知不敵，落荒而逃。

也不知道是啥邏輯，近來，彥德已經假想太太就是和那小夥子有點曖昧關係。

為了要配合演出，彥德的兒子每逢爸爸洗腎的時候，都得從工作崗位返家接電話，總算平安無事。有一次卻安排失當，彥德打電話回家居然沒有人接。不得了，彥德一回家竟然自殘，兒子費了九牛二虎之力，總算稍微穩定。

當天晚上，彥德自己騎著機車就外出，說要去洗腎，真的是氣得頭腦混亂了。

第六篇

額顳葉退化症

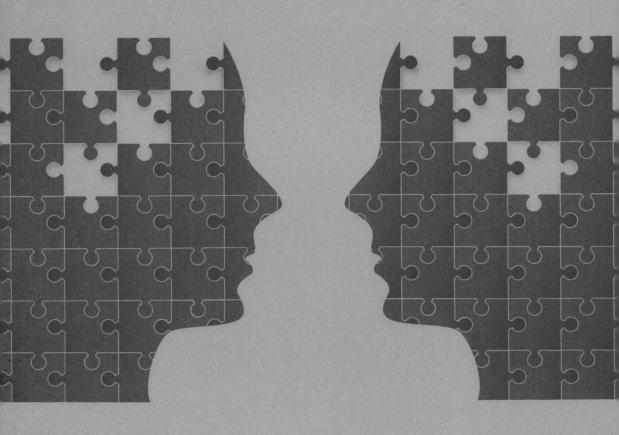

額顳失智症或稱額顳葉退化症（frontotemporal lobar degeneration）就像一個粽子頭，底下掛著許許多多比較不常見的失智症。這群失智症主要是大腦額葉與顳葉發生了病變、萎縮，而引發不同的症狀。有些額顳葉退化症病人發生了性格劇烈轉變，例如變得很衝動、情緒漠然、對週遭事物漠不關心、也可能做出當眾脫衣褲、罵髒話、碰觸別人等許多社會規範所不允許的行為；另外一些額顳葉退化症病人則是在語言功能方面產生了問題。

一般而言，額顳葉退化症的病人發病年齡多在 50 歲左右，但是，經常被誤診為精神病或阿茲海默症。

額顳葉退化症的外在表現

1 **症狀**：說實話，要把額顳葉退化症病人的診斷精準地放到亞型（subtypes）是十分具挑戰性的。雖然研究者設法依照主要的臨床表現將此症再分成幾個類群，但是不同類群的症狀與徵候經常出現在同一個病人，症候與徵候更是因人而異。幾年之後，隨著病情惡化，全天的照顧者是不可避免的。

2 **行為變化**：額顳葉退化症最常出現的症狀與徵候是明顯的行為與個性改變。包括日益增多的不適切行為、喪失同理心與人際關係技巧、缺乏判斷力與克制力、淡漠（apathy）、重複的強迫行為、個人衛生變差、飲食習慣改變（多為過度用

食）、嘴饞並會吃下不可食用之物、毫無思考能力也無法察覺自身行為改變。

3 **說話與語言問題**：有一些額顳葉退化症亞型主要表現是喪失說話能力以及語言困難，即**原發性漸行性失語症**，其特徵為無法使用與理解書寫與口語語言（寫與聽），說話時常常找不到正確的字，對物品的命名也出現了問題。

原發性漸行性失語症粗分為兩型，即語義失智症（semantic dementia）及進行性不流利失語症（progressive non-fluent or agrammatic aphasia）。語義失智症的病人最主要是**命名困難**，常常講不出來，只能用代名詞替代，例如那個、就是那個，也可能喪失對字詞意義的理解；進行性不流利失語症的病人**表達困難**，經常停頓、誤用代名詞及句子的結構錯誤。

4 **運動障礙**：極少數的額顳葉退化症病人表現類似巴金森氏症或漸凍人（amyotrophic lateral sclerosis），這些運動障礙症狀包括顫抖、僵硬、肌肉攣縮、協調不好、吞嚥困難及無力。

為什麼會發生額顳葉退化症

額顳葉退化症病人的大腦額葉與顳葉特別萎縮，通常病因不明，截至目前除了家族史之外，沒有其他確知的危險因子。有些額顳葉退化症病人可以找到突變的基因，但是一半以上的病人並沒有家族史。

若是從蛋白質病變的觀點來看，額顳葉退化症可分為兩大類，一種是滔（tau）蛋白的病變，另一種是與 TAR DNA-binding protein 43（TDP-43）有關。有一些病人的大腦解剖後可以看到腦細胞內有充滿滔蛋白的畢氏體（Pick bodies）。

幾十年前，額顳葉退化症曾經被稱為畢氏症（Pick's disease），但是如今此病名只保留給腦中確實看到畢氏體的病人。最近，研究者已經證實額顳葉退化症與運動神經元疾病有著共通的基因與分子機轉，許多努力正投入這個領域。

即將飛往馬略卡島的神學院教授

6 月中的門診，教授夫人帶著先生前來，說明天將飛往西班牙幫女兒做月子；又說女兒住在巴賽隆納南邊外海的一個小島，說著、說著唸出一個名字，這名字卻是在我的腦海中從未出現過的地名。

我立刻拿出手機，從氣象 APP 中最近造訪的尼斯查到地圖，再往西南挪移，果然看到西班牙幾個散在地中海的小島，最大的島就是馬略卡（Mallorca）島。

眼前這位男士仍能行走，穿著時尚，蓄鬍，外表打理得相當好，坐下後不發一語，偶爾交會的眼神卻只能引來男士皺眉。

左腦額顳葉萎縮，教授漸失語言功能

多年之前，夫人帶著在高雄某醫院拍攝的腦部磁振造影、陪同教授來

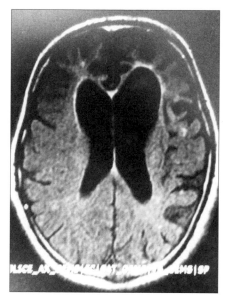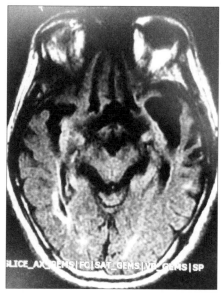

■ 兩個大腦磁振造影切面，右邊代表大腦左側，圖的上方代表頭的前方，兩圖分別顯示大腦兩側前方（即額葉與顳葉部分）萎縮嚴重，左側又比右側嚴重。

到初診，這組在 2010 年拍攝的影像中可以清楚看到教授的大腦額葉及顳葉嚴重萎縮，左側又比右側明顯，一般慣用右手的人其主管語言的半腦位於左腦，這可以解釋教授語言功能的逐漸喪失的原因。那一年教授 64 歲，已經發病好幾年。

　　神學教授得了額顳葉失智症（frontotemporal dementia），幾年前開始出現語言表達困難，病情江河日下，來到門診時已經失去語言能力，雖然沉默、但仍能答禮。

教授夫人氣質高雅，經常掛著笑臉，若用一般人的說法，如今病人的智力與生活功能已經退化到小小孩的階段，可以理解的是，眼前的教授外表可是夫人費心的結果。

下診後，我上網查一下維基百科，介紹如下。馬略卡島是西班牙的巴利亞利群島的最大島嶼，位於西地中海，是著名的旅遊點和觀鳥去處，旅客主要來自英國、德國、愛爾蘭和斯堪的納維亞半島。中世紀以瓷器著名，多古羅馬、腓尼基和迦太基遺址。其首府帕爾馬位於島西南方一海灣處，它同時是整個自治區的首府。

目前仍無有效延緩退化的藥物

目前對於額顳葉失智症的治療令人失望，連證實有效延緩退化的藥物都沒有，更別說根治或阻斷病程。好消息是日本已經啟動額顳葉失智症的臨床試驗的計畫，並邀請台灣在內的幾個亞洲國家開會討論，真希望在未來幾年能幫教授一點忙。

依照健保署的規定，只要病人出示機票，可以一次提領 3 個月的藥物。教授夫人說他們要從蘇黎士搭瑞士航空轉機，大概就是降落在帕爾馬機場（Aeroport de Palma）。

離開診間前，她又補充，女婿經營 Villa，歡迎前往。

松鼠之家──**失智症大地**

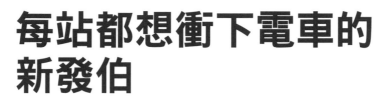

每站都想衝下電車的
新發伯

　　新發伯得了額顳葉失智症，語言功能逐漸喪失，雖然還能走路，但是身體日趨僵硬，稍不留神就可能跌倒，生活自理能力也是一日不如一日。新發伯很容易分心，常常坐立不安，只要風吹草動，就會立刻轉頭，深遂

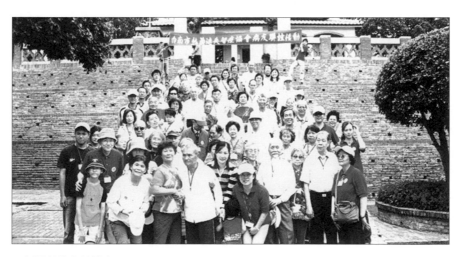

■ 新發伯站在前排左四。

眼神的背後，不知道在想些什麼。當年，新發也參加地方性失智症協會走出戶外的活動，拍合照時，所有人的眼睛都看向照相機，只有他例外，不曉得是在看哪裡？

每次帶新發伯來大醫院看病，從新營上車，只要電車一靠站，新發伯就站起來要衝下車，新發伯的太太就得立刻拉住他，直到火車又啟動，就這樣從**柳營、林鳳營、隆田、拔林、善化、南科、新市、永康、大橋，一路到台南站**，新發的太太實在是受不了。

 ## 環境依存症候群

法國學者勒密（Lhermitte F）於 1986 年發表兩個有著奇特症狀的病例，兩個病人的大腦額葉都受到損傷。勒密把病人帶到診間、講堂、花園、車子、尋常公寓、禮品店等，病人立刻表現出在這幾個地方該有的行為，例如看診、講課、除草、轉動方向盤等等，這種現象被稱為**環境依存症候群**（environmental dependency syndrome），是廣義刺激引發反應行為（stimulus-bound behavior）的一種。

額顳葉失智症的病人也會發生類似的現象，因為大腦額葉病變萎縮之故，尤其是以行為障礙為主要臨床表現的亞型（behavioral variant of frontotemporal dementia）更是如此，此症病人受到環境中某些成份的誘惑、或整體情境（context）的效應經常會引發配合這個環境的行為，例如來到博物館，病人很可能行如導覽員跟你介紹掛在壁上的畫；經過稻田，

 松鼠之家──失智症大地

捲起褲管就下田拔草；如果造訪修車廠，說不定拿起扳手就加入修車行列；更常遇到的狀況是當病人進入醫院門診，剛坐定立刻就動動、摸摸擺在桌上的任何東西，看到聽診器，甚至拿起來要幫你聽診。

可想而知，病人家裡的冰箱一定要上鎖，只要病人打開冰箱，保證把看到東西吃光光，不論是生的、還是熟的；家裡的食物更不能亂放，否則意外將會發生，病人的體重在短時間之內直線上升，是經常遇到的事。

簡而言之，環境中出現某個特定的刺激即會引起個體的反應，彷彿環境中隱藏著指令要病人執行任務一樣。這樣說來，電車停下來，加上廣播以及看到乘客陸續起身下車，對新發伯來說，這是何等強大的暗示啊！

病情進展到後來新發已經無法交談了。神奇的是，這時候的新發伯每次回診，一進診間就一直講白醫師、白醫師，這讓新發的家人總是感到驚訝萬分。

這到底是不是一種環境依存現象呢？

博士的大腦

1979 年，出身台南的國際攝影大師柯錫杰曾經在南歐落難，當時開著一輛老爺車的大師身上只剩下 300 美元，他把一半拿去 Monte Carlo 賭一把，自忖果真如願可以翻身；倘若賠本，就用剩下的一半買瓶最好的威士忌，喝完就結束一生。

當年（2008 年）聽柯大師親口講述這段故事，只覺得豪情壯志、不可思議，但是真正遇到人生困難關卡時，有此想法也並不奇怪。

📍 失智誤診為憂鬱症

前幾天，來了一位博士級高學歷的病人，遠從 200 里外南下尋求第二意見，博士約莫半百就出現明顯的記憶力及其他認知功能障礙，情況嚴重到影響日常工作，雖然同事們都盡其所能給予協助，但最近已經來到面臨離職的地步。一開始當地醫院精神科醫師診斷為憂鬱症，這究竟是善意的推測，還是經驗不足導致無法鑑別診斷，已不可考。

博士接受住院檢查，只見大腦磁振造影與 2 年前的電腦斷層相較，大腦萎縮明顯可見，除此之外，常規的血液與腦脊髓檢查完全正常，雖然問不到失智症的家族史，所有檢查結果都指向是**早發型退化性失智症**。

其實，原來在大學教書的博士，在 55 歲的那一年被系主任通知要被解聘了，說連續好幾個學期學生給的教學評量都不佳。不過沒有關係，那是兼職，博士本職的薪水足以養家活口，太太、兒子也過得很舒服。

如前所述，情況越來越不妙，因為靠同事的幫忙、職代已經超乎常情，半年後，連擔任研發部門的本職都不保，博士不得不辦理退休。

 ## 刺激引發行為

退休後，博士越來越安靜，行為越來越怪。

有一次，博士在太太完成路邊停車之後，居然走到剛好停在前面的車子，對著車主很不客氣的說，為什麼他要把車停在他們的前面！還好，博士的太太立刻趨步向前賠禮，才化解了一場危機。

前幾天清明節回祖厝掃墓，博士一如往常安靜不語，對親戚們的噓寒問暖也不回應，倒是在回家的高速公路上，博士口中不斷地重複看到的路標名稱，情緒十分高昂。這或許是**刺激引發行為**（stimulus bound behavior），一種經常發生在額葉功能敗壞的病人身上的病狀。

據太太說，博士的基本日常生活功能也越來越糟，太太幫他洗澡，坐在澡缸中，雖然太太已經解釋過了，博士拿著黑色帶鍊子的活塞，一直問著，這東西是做什麼用？

人人都有罹患失智症的可能

讀者會問，博士不是常用腦，怎會得失智？其實失智症不挑人，總統、首相、諾貝爾獎得主都不能倖免，只能說，要不是博士的學歷與經常動腦的工作經驗，說不定失智症狀會早好幾年發生呢！

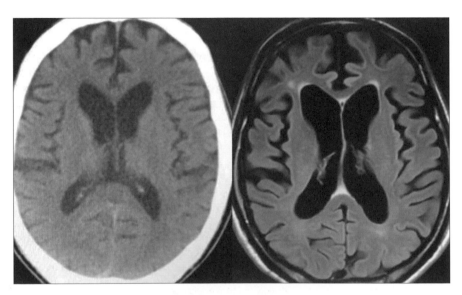

■ 博士的腦造影，左圖（2014）與右圖（2016）相差 2 年，
可以看得出來大腦萎縮明顯。

松鼠之家——失智症大地

退化性失智的症狀隨時間惡化，至今仍是無解！拜科技進展之賜，診斷反而是日益進步。

 ## 期待生物標記的問世

如今利用分子影像技術可以將造成阿茲海默症及相關失智症的不正常蛋白質顯影，如乙型類澱粉蛋白（β-amyloid）或滔蛋白（tau-protein），這會給症狀極輕或看似完全正常的人帶來衝擊，雖然目前這種收費大約2000 美元的檢查並不能普遍實施，只能用於學術研究、臨床試驗或高風險的人，但是，總有一天，僅靠著幾滴血就能測得阿茲海默症及相關失智症的生物標記（biomarker）終將問世，屆時，許多明日的失智病人將會湧入現實社會、你我周遭。

如果有天，讀者去接受這類檢查且結果是陽性，代表有很高的比例未來會逐漸出現認知功能障礙、進而來到失智狀態，這時，會有何想法？

老天愛惜天才，柯大師後來在 Monte Carlo 贏了 3000 美元，終於完成愛琴海的攝影之旅，其中一幅作品「等待維納斯」如今就掛在成大醫學院成杏廳前。為此，當年擔任成大校刊總編的筆者，還將這段故事寫到主編的話裡呢！

還好，並非所有腦造影乙型類澱粉蛋白（β-amyloid）陽性反應者都會在短期內轉變成失智。

更重要的是，失智是可以延緩惡化、甚至是可以預防的。

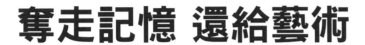

奪走記憶 還給藝術

繪畫就像一扇窗，總能透露畫家的心境與心情、感官成見、技巧以及訓練成果，有些失智者從未接受過繪畫訓練，但是在失智症狀逐漸出現之後，卻能發展出新的畫技，其中，又以額顳葉退化症（frontotemporal lobar degeneration）的病人最具代表性。以下是一封來自台南市熱蘭遮失智症協會財務祕書的信。

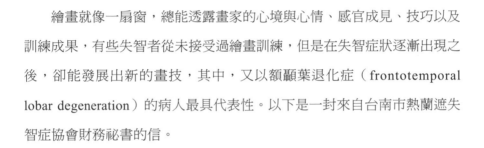

理事長您好：協會近日收到一筆捐款，乃病友楊 X 美的媳婦黃 Y 靜女士有感於得到失智症病患照顧之艱辛與家屬的辛苦與徬徨，希望此筆捐款能幫助更多得到失智症之病友家庭，使病友能得到妥善的照顧。協會已向黃小姐介紹理事長推廣之「失智照護，每月開講」活動，即是希望更多人了解失智症，更讓家屬或照顧者更能從中學習照護知識及技巧，使病友能得到妥善照顧。協會亦辦理家屬情緒支持團體，期望家屬透過團體分享與學習，舒緩壓力，增加正向能量……等各項活動。黃女士表示由衷感謝理事長這些年來對其婆婆的照顧與協助，目前病友與媳婦住在台北，狀況已好轉。病友在台北淡水馬偕醫院就診，由 S 醫師看診，S 醫師非常稱讚理事長之醫術。以下略。

家人悉心照料成就一名畫家

當我得知楊 X 美女士要開畫展時人正在日本大阪關西機場，說實話，當時有點驚訝。

回想當年畫家住院，在查房時我親眼看到一幕十分奇特的症狀表現。當時畫家一直要找先生，雖然楊老先生就站在面前，她就是一味否認，情緒相當激動。她的家人心生一計，讓他們用手機交談，於是兩個人拿著手機、居然還聊了一陣子，讓人印象深刻。

畫家的媳婦黃 Y 靜女士也是一位令人敬佩的照顧者，她很有耐心，並有敏銳的觀察力，利用現代科技 iPad 訓練她婆婆的認知功能，據說病況穩定許多，想不到後來還進一步學習繪畫。

原來，家屬要為畫家出版一本畫冊，並要我為這本創作集寫一篇序，從 LINE 傳來幾幅畫作可以看得出來畫工細膩，用色大膽、鮮艷，這在神經心理學上是有意義的。我在這本畫冊的推薦序中提到，這可能是一本不尋常的畫冊，記錄一段成功的失智症照護歷程，這讓腦中自然浮現一句話：「老天奪走她的記憶，便會補償她藝術」。

畫家的晚輩旋即在台北開了畫展，同時也將整個過程拍攝錄影上了 YouTube。

黃 Y 靜女士曾多次捐款給熱蘭遮失智症協會，我曾經要協會秘書處準備一座水晶，並附上高鐵來回票，想在協會年會上表達感謝，無奈從未實現。

為失語患者開的一扇窗

文末，我想講個小故事。

「自從人類開口說話，藝術就注定走下坡。」說這句話的人在他還沒有學會說話之前就喜歡畫畫，後來成為一位畫家，這個奇妙的故事，很能呼應以失語為主要症狀的失智症病人的繪畫能力。

這位畫家於 1973 年 4 月 8 日辭世。其後，在某個紀念場合，法國總統密特朗（François Mitterrand）稱頌說，由於這位畫家的去世，讓 20 世紀提早 27 年結束。

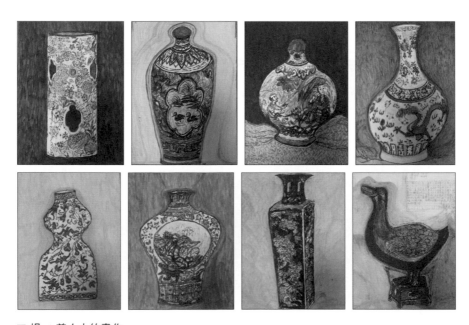

■ 楊 X 美女士的畫作。

愛心捐款 持續挹注──財務祕書信件全文

　　肯定協會對病友與家屬的服務：病友家屬黃女士有感於家人得到失智症後，照顧方面的之艱辛，以及家屬面對失智症的辛苦與徬徨，於 103 年捐款本會 XX 萬元，希望此筆捐款能幫助更多得到失智症之病友家庭，使病友能得到妥善的照顧。去年我們持續與黃女士聯繫，並提供本會活動訊息，同時也向黃女士介紹理事長推廣的失智照護每月開講的理念，是希望有更多的民眾了解失智症，進而可以早期發現、儘早就醫。

　　另外，我們也告訴黃女士，我們辦理了家屬情緒支持團體，期望家屬透過團體分享與學習，可以舒緩壓力並增加其內在能量。透過介紹我們的各項活動，讓黃女士更為了解協會的服務，也因感於協會對失智症的努力，進而捐款 YY 萬元以幫助協會持續推展會務。

　　今（2016）年 4 月黃女士來電表示，因感謝理事長之前對婆婆的照顧，在陪伴婆婆就醫期間所給予的支持及鼓勵；以及在婆婆住院期間，理事長與黃女士討論照顧情形，甚至認同以 iPad 教導婆婆做運動的想法等。目前黃女士的婆婆狀況維持不錯，每天都有規律運動，同時以畫畫來緩和情緒，感覺效果頗佳。除了不可逆的記憶逐漸消逝外，身體其他功能都維持的很好。

黃女士近日將婆婆的畫圖作品集結成冊，出版小畫冊並邀請理事長寫序文，並籌辦畫展，希望可以因此鼓勵更多的病友及家屬。黃女士表示，經歷過這一段後，發現失智症患者除了醫師正確的診斷與醫療資源外，家屬的用心陪伴、妥善照顧也很重要。黃女士將在本月捐款 YY 萬元，以略盡棉薄之力。同時也期待協會在白明奇醫師（理事長）的領導下，能幫助更多的失智症患者家庭，以造福臺南市的失智症患者。

聆聽失智病人的感覺

 失智照護　攸關國力

有名的**熊本模式**（Kumamoto Dementia Care Model）主要是靠著政府的全力支持，還有當時的熊本大學池田學教授的精心設計與鼓吹。

背後有一個故事。熊本知事浦島郁夫生於該縣的山鹿，他的母親在晚年深受失智症之苦，但由於當地的照護系統做得很好，使得當時在外地工作、為國效力的浦島感到很滿意，也因此十分了解失智照護周全運作的重要性。

本人幾年前即提出「失智照護、攸關國力」的概念，在這裡又得到一個支持。

熊本縣政府利用第九屆亞洲失智症學會（Asian Society Against Dementia）年會於熊本舉行的機會，安排與會者參觀長期照護設施。共有東、西、南、北四個行程，每個行程又分三個小組，小組輪流參觀該行程的三個點。

我被分配到北行程，第二個點來到 Wadachi Seisakusho，這是我第二次造訪這個位於熊本荒尾的若年認知症（young onset dementia）日照中心，這個主要服務早發型失智症病人的設施有幾個特徵，只有白天開放，家屬一早載病人前來或搭乘穿梭巴士，太陽下山前返家與家人團聚；這裡的活動主要是農事栽植各種水果蔬菜等，也有許多手工藝對外販售，主持

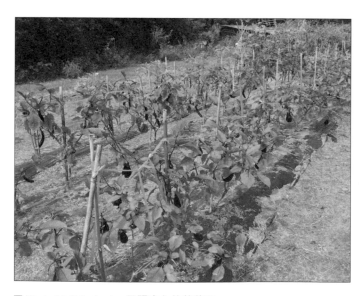

■ Wadachi Seisakusho 日照中心的蔬菜園。

人念著稿子講，在這裡的政策與支持有幾個重點，多點幫忙而非照顧、正面面對接受他們的失落、害怕、焦慮、挫折與難過，感受重於需要，他們想要做什麼多於我們要他們做什麼…，這幾點很值得人們省思。

 ## 重視失智者與家屬的所需

對於來去日照中心的人，主持人特別用「使用者」來取代病人，這也是十分周到的說法。

「使用者」的腦力測驗的分數從 0-17 分（滿分為 30 分），這可能是部分額顳葉退化症的病人喪失了語言能力，使得大部分用口語來評估功能的腦力檢查分數偏低。同時，「使用者」的家人可以前來開會、或一起完成作品。

聆聽病人及家屬如何想，這也是 2015 年日本提出「新橘色計畫（New Orange Plan）」的核心精神。

早發型病人大多知道認知功能一日不如一日而可能帶來憂鬱，這時，工作人員可能會把病人約到外頭吃頓午餐聊聊。這裡雖然晚上關起來，但是有專人全時回電郵送來的提問，設想十分周到。

參訪熊本縣荒尾若年認知症日照中心，舊地重遊。在屋內，赫然發現該機構展示去年成大醫院失智症中心參訪時致贈對方的紀念品及中心簡介，非常有意思！

危險駕駛老柳

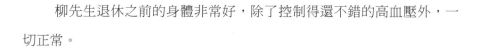

柳先生退休之前的身體非常好，除了控制得還不錯的高血壓外，一切正常。

老柳在 65 歲退休那年，說話開始逐漸變少，起初家人以為是得了憂鬱症，還被帶到醫院精神科吃了一陣子抗憂鬱藥。老柳沒有食慾不振、失眠、或缺乏鬥志等現象，仍然每天開車外出。

 ## 隨心所欲又固執的老柳

3 年後，柳氏夫婦來到失智症特別門診，這時，老柳話變得更少了。雖然記憶力有點退化，但是不至於到重複問話或重複行為的地步，方向感有點不行，卻不至於迷路，基本日常生活都可自理，也沒有妄想或幻覺。

仔細詢問病史之下，柳太太說，這一陣子她先生變得越來越固執，開車也不守交通規則，左右不分，經常忽略紅綠燈號，這讓坐在副駕駛座的她心驚膽跳。雖然固執，但脾氣好像變得比較好，喜歡吃甜的，體重因而

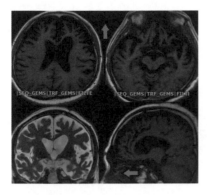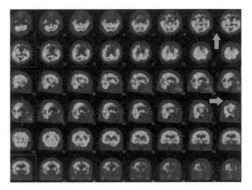

■ 箭頭所指為前頭（frontal）方向，左圖為老柳的腦部磁振造影，顯示前方額葉與顳葉萎縮；右圖為腦血流影像，同樣顯示前額葉與顳葉血流下降，這和磁振造影顯示的腦萎縮是相互輝映的。

直線上升。只是說話變少這件事，讓柳太太很傷心，雙方都是大學畢業，經常出入高尚的社交場合，如今彼此沒有溝通、交流，這就是柳太太壓力及負荷的主要原因。

 ## 不能用阿茲海默症的藥

依照臨床表現與影像推斷，老柳得了額顳葉退化症（frontotemporal lobar degeneration）的可能性很高。很可惜，目前沒有藥物可以治療額顳葉退化症，若使用一般來改善阿茲海默症症狀的抗乙醯膽鹼藥物，不僅沒有效果，更可能帶來反效果。

經過台南市失智共照中心的安排，目前老柳參加特別的日間照顧，情況有些好轉；未來，老柳並準備加入台南市熱蘭遮失智症協會專門為額顳葉退化症創立的「海馬俱樂部」呢！

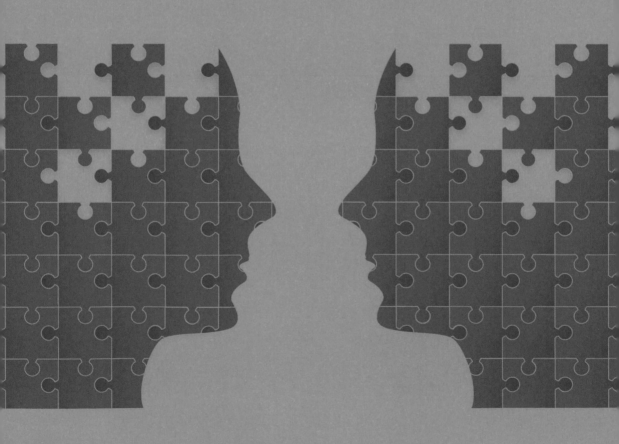

第七篇

生活中的失智症

7-1

最後的一餐
參觀日本的貢献の家

2016 年 4 月初某日，大阪大學醫學院准教授山川みやえ依約前來大河（Okawa）旁的帝國飯店接內人與我，她開著很可愛的白色小轎車，途經有名的大阪鐵塔，沿著街道來到一棟位於巷道裡的 6 層建築物前。

時間還有，山川於是決定先帶我們到附近的住吉公園，這公園是有名的賞櫻地點，公園裡盛開著染井吉野櫻，美不勝收。這是我第一次親眼看到人們席地而坐，唱歌、跳舞，飲酒作樂，莫不高興。

 洗澡對失智者而言是件奢侈的事

總計 6 樓、坐落在繁華社區的「グルメ杵屋社会貢献の家」由田中綾施設長領導一群年紀不大的夥伴共同經營，並接受大阪大學護理系的指導，也因此山川教授得以順利安排行程。在此，請容我分享幾個印象深刻的概念。

整棟建築幾乎沒有針對住民的監視器,這當然得由照護人員付出更多的擔當。浴間有兩套造價昂貴的浴缸,住民每兩天可以來這裡享受,日常生活功能好一點的住民可以使用類似溫泉的浴池,較嚴重的失能者,則要用機器協助入浴,工程浩大。

貢献の家不僅有日間照顧,也有喘息照顧。在參訪過程當中,就有群人推著一位乍看便會診斷為巴金森氏症的男子進來,起初我以為是新住民,一問之下,原來他是附近的居民,由家人陪同前來使用特製的浴缸,準備好好洗個熱水澡呢!正常人很難想像洗澡對眾多失能、失智者是件多麼奢求的事。

幾田英貴相談員不斷地強調此處對住民的失能、失智程度的容忍度極高。我心想,也許和政府補助款有關吧!但這也讓我想到本院某些科對發燒的病人不收、症狀太亂不收、太輕也不收的離譜狀況,真是相差太遠。

 ## 尊重失能者的體貼照顧

最令我驚奇的是,住民使用的尿布居然分為 4 種,依據使用者的自理程度而設計,從可自行穿脫、可自行小便、到完全臥床者而設計,短暫外出時又可選擇不同的款式。真不知道如此尊重各種失能者的人文精神何時能普及於台灣。

我問了一個十分尖銳的問題,貢献の家每個月大約幾位住民非預期往生,幾田相談員也不諱言地說是 3 至 4 人,這樣說來,每年總計有 40 人會突然永別人間。

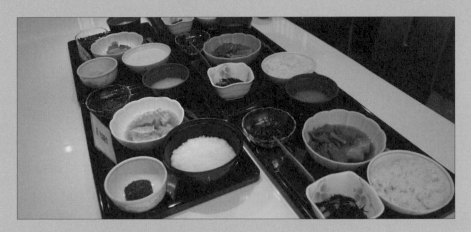

■ 圖一：營養美味的貢献の家供餐。

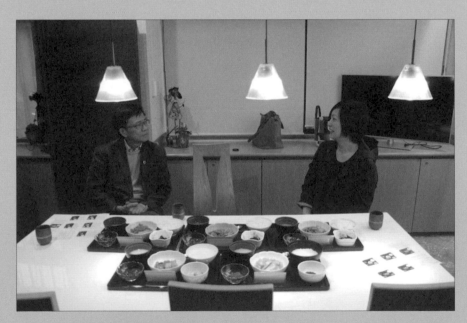

■ 圖二：山川教授仔細說明餐點特色。

隨後，我們下樓前往餐廳，餐廳就座落在一個角落，可以招待住民的訪客，經常用做特殊日子如生日的聚餐場所。

一般說來，機構中的廚師與營養師理念經常不合，而貢献の家內橋加奈惠榮養士和中川清教調理師則是相處融洽，中川很能配合內橋的想法。

黃昏時刻到來，我們在角落空間享用標準餐點，榮養士內橋加奈惠仔細說明各種餐點的特色，她說，依據住民失能的情況，儘量讓他們不僅是食物的外貌、內涵都能飲食如常人，說實話，口感及味道還真不錯，更不用擔心營養了。

加奈惠說，每一餐她都很認真的準備，因為，每一餐都有可能都是某位住民的最後一餐。

我終於明白榮養士為何要如此費心了。

7-2

這大概是最後一次
台南行了

2004 年我到羅馬參加國際神經學會議，學習到許多路易體失智症
（Dementia with Lewy bodies）的診療知識，從此，被診斷為此症的門診
病人逐漸多了起來。

其中有位蘇姓老爹的太太，也被診斷為路易體失智症；蘇老太太的情
況不太好，在門診追蹤了幾年就走了。

2009 年初，曾經是小學老師的蘇老爹也因為記憶力不好，成為了我
的病人。

 勿忘我

這時，蘇老爹獨居於台南，情況還算穩定，旅居美國的女兒 Grace 請
了一位婦人到家裡打掃、煮飯，順便看顧一下老爹。之後，蘇老爹還到美

國住了 7 個半月，女兒帶他到美國阿茲海默協會（Alzheimer's Association）紐約分會擔任志工。去了幾次，覺得協會裡頭非常溫馨，有各式各樣的書籍和免費的衛教單張，人員也很親切，他們還發現協會的標幟是五瓣草，五瓣草就是勿忘我（forget me not），覺得很有意思。這位記憶力不太好的父親很興奮地對女兒說：一定要將這些資料帶回他的故鄉台南。

2010 年底，這對父女來到了我的門診，真的把一批資料帶回來，並且拿出一條很特別的領帶送給我，這條領帶是以勿忘我為圖案，看得出來，這對父女很高興，好像完成了一項任務。我在隨後舉行的熱蘭遮失智症協會慈善音樂會上把這個故事說出來，引起很大的迴響。

後來，我把那條領帶轉送給當年的成大醫院院長林炳文教授，好讓他在成大醫院失智症中心成立儀式中打這條具有意義的領帶。

蘇老爹在美國走失了

Grace 目前任教於紐約大學牙醫學系，也有自己的門診，我後來才知道她是我大學好友羅之悌班上的同學，是北醫極為優秀的校友。

往後幾年，蘇老爹每年會去美國住幾個月；在台期間，Grace 幾乎每天都會和老爹通電話。

2014 年初，Grace 陪蘇老爹返國，說前一陣子老爹在美國走失了，這在台灣從來沒有發生過。5 月底，蘇老爹又飛到美國與女兒同住，之後 2 年之間沒有聯絡。

前幾天，這對父女又出現在門診，Grace 知道我很喜歡某幾款筆記本，每次回台都會幫我帶幾本，這次也沒有例外。

Grace 說，這 2 年蘇老爹不僅左眼快瞎了，腦力也明顯退化，這大概是最後一次台南行了！

聖誕老人來了

阿哲是本市消防隊員,在還沒有警政、消防分立之前,也算是警察局的一員。除了打火、救人之外,更擔負起協助緊急醫療網的任務,阿哲曾到醫學中心受訓,不僅協助跌倒、蛇咬、腦中風等重症病人緊急就醫,並在第一黃金時間急救病人,阿哲還誇口曾經在救護車上幫產婦接生呢!

就像大哥一樣的阿哲失智了

阿哲為人海派,出手大方,經常請客;也曾經擔任單位主管,對屬下十分照顧,有升遷的消息或機會,絕對會給屬下寫好話、加分等等。

阿哲從 62 歲開始,就被家人發現常常把已經說過的話、不久之後會再講一遍,常常找不到個人物品,雖然不至於迷路,但方向感確定是不好。家人說,阿哲脾氣本來就剛烈,最近越來越糟。家人一直忍著,直到阿哲 65 歲那年才帶來醫院就醫。

種種檢查結果出爐，支持阿哲可能得了早發型阿茲海默症。經過貼片藥物治療，總算控制下來，病情沒有再惡化。

最近回診，家人告訴醫師一件怪事，阿哲最近到處給鄰居錢，少則數百，多則 1000，有人很高興，直呼聖誕老人來了；有人則不好意思，後來把錢退還給阿哲太太。

但究竟阿哲為何要這麼做呢？

據說，旁人逐漸發現阿哲記憶力變差，有的人和阿哲談話幾句，直覺阿哲的腦筋怪怪的，之後遠遠看到阿哲就紛紛閃躲走避，這讓阿哲很受挫、很沒有自尊。他常常抱怨，他對人這麼好，對屬下這麼照顧，怎麼會得到這樣的回報？

 ## 友善環境，尊重失智者

筆者自忖，阿哲難道是想用錢來博得周遭人的好感，就像過去出手闊綽、以贏得大哥的美名，想著這樣或許能改善大家對他的尊重。

早期阿茲海默病人雖然記憶力變得很差，仍然保有自尊心，顯然，也還維持著一些心理社交手段，旁人豈能不慎。

這也讓我想起以失智病人為中心而發起成立的國際失智聯盟（Dementia Alliance International, DAI）主席 Kate Swaffer 的故事。筆者曾經在 2017 年於京都和 Kate 相遇、並向她致意。本身是失智病人的 Kate

大聲疾呼，失智病人也應該有像一般人的生活空間，大家應該友善對待。目前全國 20 個失智共照中心齊心推動建立的失智友善社區，就是這種精神的實踐。

筆者在台南及台灣推動失智防治工作將近 25 年，內心有感，深覺要做好失智照護必須要有三個要件，那就是**人民素養**、**社會資源**以及**吉時診斷**。其中，人民素養是一種把人當成人的人文精神的態度，有這樣人民素養的社會，失智症才會受到重視。

台灣已經逐漸走到這個境界，我們企盼在這失智症業已盛行的時代，國人應該具備這樣的素養，像對待平常人一樣與失智病人生活於向來習慣的社區，這就是失智友善社區的精神。

Kate 還說，要能看到這樣的改變，好像吃大象一樣，大象太大，只能一塊、一塊地吃。

這聽起來多麼偉大，也多麼地感傷。

松鼠之家──失智症大地

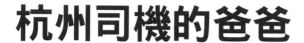

杭州司機的爸爸

前一陣子飛抵杭州參加亞洲失智症學會（Asian Society Against Dementia）學術研討會，從蕭山國際機場經過高速公路長驅市區，看到大陸硬體設施進步很快，不覺驚奇。馬路上，電動自行車來去移動，安靜無污染，更有許多類似 U-bike、有點眼熟的紅色自行車供民眾自由使用，只是道路汽車駕駛仍顯擁擠。

會議中間，抽空造訪名勝古蹟，雖然當時百里之外秋颱海馬為西湖撒了薄紗，細雨中的西湖仍然很美。

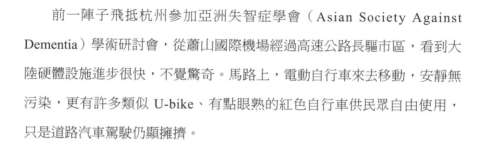

司機老父有阿茲海默症的典型症狀

會議結束，前往蕭山機場的路上和司機聊天。

邊開車、司機邊接了幾通手機，除了一通公務之外，有幾通是家人打來的。

司機後來說明，他父親高齡 89，記憶力很不好，一再重複已經說過的話，老想不起來中飯到底吃了沒，經常把家人、親戚名字喊錯，彼此關係也開始混亂，但是好幾十年前的陳年往事，卻能精準地陳述，在我聽來，這就是阿茲海默症（Alzheimer's disease）的典型症狀。

我問他，父親有沒有迷路、走失過？他答說，由於痛風、背痛，無法行走，他老父只能整天呆坐在家裡，沒事直打電話。

我又問司機，他父親有沒有接受任何治療或介入？他說這是老人常見的症狀，不足為奇。這不就是好幾年前台灣人民對失智認識不清楚的現象，說不定在台灣的某處至今仍是如此。

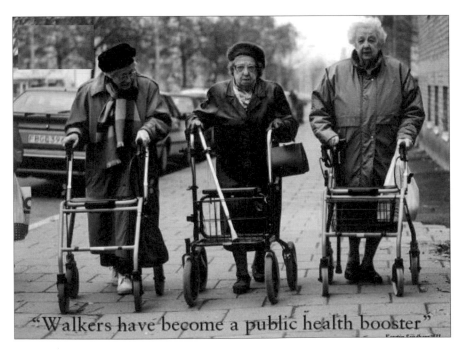

"Walkers have become a public health booster"

■ 助行器已經成為公衛社交的推手。

助行器為行動不便的老人開了可出門的窗

　　就像司機父親一樣不良於行的老人，若是同時有認知功能退化，雖然可以減少走失迷路的風險，但也阻礙了與他人互動的機會。

　　我們又聊了一下大陸年輕父母到外地打工的現象，這是我從電視上看到的報導，許多父母和小孩 1、2 年也沒見過面，這真是匪夷所思！外出打工的人口之中，一半來自安徽，司機說可能是安徽多山、生活不容易的緣故。

　　司機說，他是本地人，一家人六口擁有 3 部車，年收入 6 萬人民幣。

　　回憶幾個月前，隨同衛生福利部林奏延部長與失智症專家、社區醫療學者參訪北歐長照服務，演講之中有一張投影片很吸引我（左頁圖），輕便多功能的助行器，讓原本像司機父親可能整日呆坐家中狂打電話的老人，得以外出訪友購物，豐富社交生活，這樣的輔具等於為行動不便的老人開了一扇窗，應該也是我們未來長照服務、值得鼓勵發展的重要產業之一。

　　週日的清晨交通順利，很快就到蕭山機場，我要司機記得帶老爹去浙江大學附設醫院看病。

7-5

提升人民素養是
失智照護的第一步

抗生素的發現與使用、公共衛生的防治傳染病、水質改善與慢性病的控制等等，讓人類的壽命大幅延長，但這卻也帶來前所未有的失智症盛行狀態。

 把人當作人

我從事失智症診療將近 25 年，認為失智症的防治有三個步驟，第一是人民素養要提升，第二是醫師的診斷要正確，第三是社會資源的分配要合理，而人民素養提升是失智照護重要的第一步。

重視人的價值才能尊重失智症者的感受，「把人當作人」的精神是我這十幾年來教導成大醫學系新生踏入醫學生涯的重點，這也是我所知道的醫學人文的核心。

 松鼠之家──失智症大地

回想 2、30 年前，剛來台南在成大醫院看門診時，病人常常穿著睡衣、甚至是內衣、內褲、夾著拖鞋就走進診間，我忍不住罵了幾句。我跟病人及家屬說，台南可是有著全台首學的古都，台南人一定要很有氣質、有修養才行。後來，病人為了來看我的門診會專程去理髮、美容院打理，穿著講究，這就是一種尊重自己、尊重別人的進步。

從生病中真正認識自己的家人及其需要

重視人，才會去重視與了解失智的症狀，而給予合適的回應。舉例來說，面對嚴重失憶的阿茲海默病人，就不要一再問他或她們記不起來的問題，由於病人的久遠記憶相對保持完整，反而要常聊聊往事，這讓病人會有尊嚴與自信；病人出現問題行為與精神症狀也多半和病人的早年生活及人生經驗有關，家人更要好好地去研究清楚病人的前半生，才能知道為何會有這些亂七八糟的想法與行為；家人也不用去拆穿病人的妄想，因為妄想就是病人深信不疑的錯誤想法；還好，失智病人的妄想多半也因記憶力不好不會持久，家人更要相信這絕不是病人故意或假裝的。不知不覺之中，照顧者與家人彷彿才真正的認識病人，這病人往往就是他們的父母或配偶。

失智症的病程真的是漫漫長路，以阿茲海默症為例，從腦中病理變化產生到被醫師診斷為失智，其間將近 20 年，此後，病人還可以再過 10 年以上的生活。唯有重視人的價值才能真正關心失智症病人的需求，旁人也才能體諒照顧者的負荷與壓力。

從個人到國家，重視失智症

　　人民素養提升，自然就會有進一步了解失智症的渴望。目前失智症相關的課程、講座不少，創立 13 年、全國第一個地方性失智症支持團體的台南市熱蘭遮失智症協會每個月第一個週末都固定辦理「失智照護、每月開講」課程。民眾認識失智症，更要了解失智症有很多種類，不同失智症有不同的發病年齡與臨床表現，對家庭的衝擊與影響也不同，治療與面對方式更是因人而異。

　　台灣的社會資源並非貧乏，而是沒有能夠合理的分配，人民了解失智症的真相之後，才能理直氣壯地去要求當地或中央政府重視與改善失智症照護的現況，社會資源才能合理分配過來。

 ### 後記

　　2017 年秋末，我應邀到核子醫學醫學會年會擔任 Keynote 講者，介紹核醫技術在協助臨床醫師診斷失智可能的幫忙。想不到有醫師聽我演講後直呼精彩，說很有畫面，不若平常判讀影像的單調；也有政府單位追出來，邀我到她的單位當講座，說可以感受我和病人之間真誠的互動；還有更多人用 LINE 致意，說當場得到該開某某教授當面地稱讚、十分罕見。我真的很高興，這代表人民素養已逐漸提升，台灣失智防治又往前邁進一步。

 松鼠之家———失智症大地

李教授的老老病人：
談失智症照顧者的壓力

　　成功大學 85 週年（2016）校慶，成大醫院失智症中心特別安排與失智相關的電影欣賞週，在開幕式上，成大醫院副院長李政昌教授就坐在我旁邊，他跟我說了兩個故事。

　　李教授回憶他的某舊識嫁女兒的婚宴很特別，別人都是花錢請專業公司拍成長、戀愛過程、然後將公主與王子送入城堡、展開快樂生活的神仙故事，這對新人卻拍了一部微電影，演著 40 年後其中一人得了失智症，然後從未來回憶今天婚禮的情景，這真的很有創意。我立刻問李教授，新人家族想必有人得了失智症。

　　果真如此。

　　接著，李教授又說了另外一個故事。

失智病人若有其他大病通常會放棄治療

　　幾年前，他幾乎是在前後幾天同時幫一對老夫婦開直腸癌的刀，手術非常成功，兩老恢復得很好。

　　原來在開刀之前，這對老夫婦的阿公已經逐漸出現失智現象，這 6、7 年來阿嬤照顧阿公到無微不至的地步，情況很穩定，阿公總是叫他太太為阿婆，因為印象中他的太太沒有這麼的老。

　　前年（2015），台南市登革熱個案大增，兩人不幸同時得了登革熱，但是阿公不曉得是不是因為失智失去判斷力、忘了要隨時補充水分，結果導致嚴重脫水，居然來到要洗腎的地步，肝臟也出現狀況，經過討論，他的家人決定放棄治療。這讓我想到另一位年輕王牌外科教授曾說，若是遇到失智病人要開大刀，他選擇不動刀；還有一位腎臟科權威說，失智症病人若有洗腎必要，不如直接放棄好了。

照顧者的壓力早就破表

　　台南登革熱獲得控制之後，有一次回診，每次都是雙雙前來的老夫婦只有老婆婆單獨前來，一問之下，原來是阿公歸西了。

　　具有醫者情懷的李教授原想要去安慰阿嬤，想不到李教授從阿嬤的反應與表情中，看到她有著「如釋重負」的感覺。

 松鼠之家──**失智症大地**

這真是微妙之至,值得我們深思。

記得有一年台灣失智症協會年會在台南成大醫學院召開,家庭照顧者協會發表演說中提到,曾經有研究者對失智症照顧者進行照顧負荷的調查,當被問到壓力負荷時,大部分受訪者都回答「還可以」、「仍可忍受」、「應該沒有問題」,但是經過仔細評量,他們的指數都已經破表!

失智症照顧者的壓力與無奈,讀者們可想而知。

身心健康，長壽才有意義

在前往日本參加第五屆宮古島神經科學研討會（Miyako Island Congress On Neuroscience）前夕，接到出版社催促的訊息，讓我不免謹慎起來。

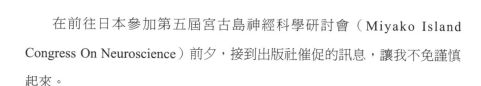

長壽與飲食的重要關聯

複雜的飛航行程中，仔細閱讀美國南加州大學戴維斯老年學研究院（USC Davis School of Gerontology）的 Valter Longo 的著作《*The Longevity Diet* 長壽健康飲食法》（遠流出版），眼球穿梭字裡行間，內心不斷地浮現**長壽**與**健康**兩字。人們在追求**長壽**與**健康**這兩件事的背後，不知付出多少心血在學術研究與長期觀察上，更有多如牛毛般的秘方流傳民間，如何求證與身體力行，不僅重要，甚至存有無限商機。

本書雖然強調食物營養與限時飲食（Time-restricted feeding, TRF）的重要性，並提出有益於現代人們最害怕的癌症、心血管疾病與失智症等三

大疾病的飲食建議；但是，本書絕非食譜，反而提供一個反省進食習慣與「吃的哲學」的概念。

生於義大利的 Valter Longo 教授是美國當今相當熱門的人物，常受邀請上電台或公眾演講介紹健康飲食的理念。Valter Longo 不斷提到祖先們的食物與生活習慣，並有科學研究做為基礎，實在是很有啟發性，這顯然可以為煩惱如何選擇食材的三餐準備者提供很好的參考。

 ## 三動兩高　預防失智

身為醫者的我，深知許多病症都是基因（先天）與環境的交互作用之後果（後天），如果您關心失智症，本人所提出的頭腦要動、休閒活動、有氧運動、高度學習與高抗氧化食物的「三動兩高、預防失智」良方，確實與 Valter Longo 有著英雄所見略同的概念。

短暫停留宮古島上，親身體驗了當地食物之原始風味與多樣性，同屬沖繩縣的宮古島 5 萬 5 千位當地居民的壽命，也隨著壓力、飲食變化、以及生活習慣不若以往，長壽之國美名已黯然失色。

自古以來，儘管人類不斷地追求長生不老，但是，讀者不要忘了，身心健康，長壽才有意義。

＊本文為《長壽健康飲食法》推薦序

第八篇

長照相關

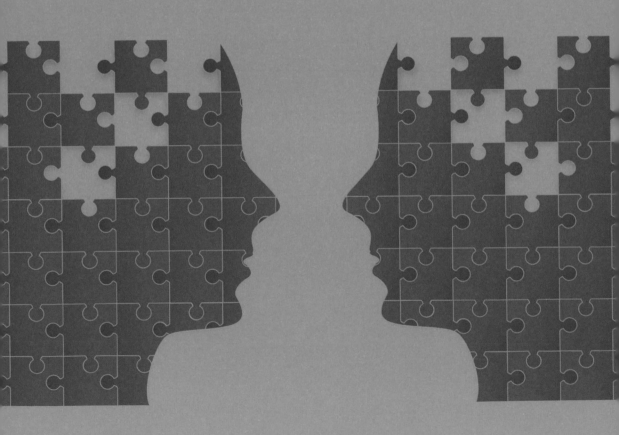

8-1

對台灣長照服務與保險的幾點提醒

我國業已實施長照服務法，長照保險法亦將隨之而來，產、官、學各界莫不極表關切，提供建言如雪片般飄來。在此，僅就幾點觀察，野人獻曝，希望不是杞人憂天。

 看南韓人從羞恥變為理所當然

南韓長照保險於 2008 年 7 月開辦。2014 年底，筆者曾與韓國重量級精神科教授談起，實施才 6 年的長照保險已經讓南韓的社會人心起了變化，過去南韓人覺得將父母送進長照機構與傳統孝道相違，是一件很羞恥的事；然而逐漸地，南韓人覺得使用長照資源是一種權力，將父母送進去沒有什麼不對，如果沒有用到長照資源似乎有點可惜；尤有甚者，居然發生兒子把稍微失能的父母送進機構，然後繼承房屋、財物，遭到父母控告的事情。

這讓筆者想一個故事。日本國會議員享有搭乘新幹線升等 Green Car 的特權，有個新科議員第一次被升等座艙時感到非常不好意思，上了車後，偷偷摸摸、低著頭找到座位坐下來；逐漸地，他覺得這是理所當然的事，也就習慣了。到後來，如果碰到滿座而無法升等時，居然還會有點生氣呢！

日本的老老相殘

最近，超級老化國家日本發生了許多光怪陸離的事。老人為了受到妥善的生活照顧，居然公然偷竊以換取入獄。

同樣是高齡的家庭照顧者，因為無法忍受自身的病痛，又加上必得要照顧失能、失智、或兩者皆有的高齡家屬，想到永無止境的折磨而殺了病人的事件越來越多。

日本的介護士不如預期

2016 年夏天在台南辦國際研討會，和日本來的重量級教授談到介護士，這對我來說是很新鮮的事。2011 年春天，筆者曾帶領醫院團隊成員參訪日本有名的失智症照護模式，得知介護士在日本失智照護模式中扮演一個非常重要的角色。當時筆者利用空檔逛了大學附近的書局，發現書局裡光是準備介護士考試的書籍就有好幾排，有些還是專門針對照顧失智症的介護士考試呢！

 松鼠之家——失智症大地

日本於 2000 年開辦介護保險制度，至今算是很有經驗了，只是預算不斷增加，讓日本政府有點吃不消。

　　日本教授說，介護士在日本其實不算成功，一方面薪水低，二方面沒有社會地位，三方面沒有成就感，日本反而也參考東南亞國家低成本高效益的照顧模式、甚至引入外籍看護呢！

醫師要能正確診斷失智症

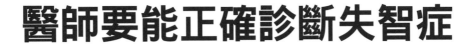

2015 年，剛當選台灣臨床失智症學會（Taiwan Dementia Society）理事長的我，對學會未來 3 年的發展有幾個期望：Better diagnosis, better treatment and better visibility（醫師能更正確診斷、病人能有更好的治療、台灣失智症的研究能有更好的國際能見度），這也對應著學會教育、公共事務與研究委員會的任務。

20 年來我們進步了嗎？

20 年前，失智症被稱為痴呆症，多半是因為嚴重的精神症狀與錯亂行為就醫，就診科別為精神科，病人也多半達到中、重度的嚴重程度。後來，大眾覺得痴呆症實在是不好聽，而改稱失智症，那時社會上對失智症的報導越來越多，民眾開始知道原來失智症並非年老必然的現象，也知道失智症無法根治，遇到父母被診斷失智症，就開始恐慌起來，害怕被遺傳（這有可能）、甚至怕被傳染（這不太可能），忘東忘西、人名叫不出來

就開始擔心，50 幾歲來看病的越來越多，這些懷疑得病或早期失智症就醫的病人，八成來到神經科。

20 年前，台灣的失智症流行病學調查只有阿茲海默症與血管性失智症，現今看來，簡直不可思議。但是你先別笑，目前在台灣能下這兩種失智症以外診斷的醫師還真不多呢！更不用說健保資料庫中有關失智症診斷的可信度。

除了參加台灣臨床失智症學會（非協會）辦理的繼續教育之外，立志要成為失智症診療醫師的臨床醫師一定要下苦功研究失智症診斷的能力，不同失智症的臨床表現、照護方式、治療對策各有不同，千萬別把每個病人都診斷為阿茲海默症，才不至於用藥沒有效果、浪費資源。

 ## 台灣對失智症的照護仍很落後

在日本有專門為行為型額顳葉失智症（behavioral variant of frontotemporal dementia）病人成立的家屋，也有很多為早發性失智症（young onset dementia）病人建立的日照中心，這足以突顯台灣的落後；路易體失智症（Dementia with Lewy bodies）的治療更是一大學問，醫師的延遲診斷常讓病人及家屬受苦、奔波急診及反覆住院；認知功能的退化也讓專門診療巴金森症的醫師改變過度用藥的習慣，還有更多失智症的種類，各有不同的診療方式。

台灣書商不斷地翻譯國外有關失智症照護的著作，以為速成的移植不僅可以帶來發行量，也能教育讀者，甚至提醒醫師。這或有道理，但是下診斷的這一端要如何精進呢？

　　上有政策，下有對策，為了某種原因掛起失智症特別門診牌子的診間越來越多，如何讓坐在裡頭的失智症診療醫師都來接受繼續教育，以期能夠在適當的時機、下正確的失智症診斷，這是學會當下的重大任務。

失智與熱症：
談正確診斷失智症的
重要性

 失智照護的世界趨勢

　　台灣失智人口攀升，未來需要有更好的人民認知、提升醫師診斷能力、推動失智友善社區與制定失智照護政策。

　　2016 年 10 月，在台灣臨床失智症學會成立十周年慶祝酒會上，筆者以理事長的身分代表學會提出八大宣言，乃源自世界經濟合作組織（Organization for Economic Co-operation and Development, OECD, 2015）將失智症列入重要議題的概念，顯然這幾個重點是先進國家的最新趨勢，值得我們深刻體會與學習。

台灣臨床失智症學會成立十周年行動宣言

1] 立即採取行動，以改善失智者及其照顧者的生活。
2] 持續強調失智症吉時診斷（timely diagnosis）的重要性。
3] 建構優質的失智症照護模式，以提升自主性與社會互動。
4] 把失智症的研究列為首要項目。
5] 鼓勵民間投資失智症的創新服務。
6] 改善失智者安寧緩和照護，讓失智者能夠尊嚴以終。
7] 重視無症狀期失智症臨床試驗的倫理議題。
8] 啟動台灣失智症登錄，兼顧隱私與資訊共享。

　　其中，筆者特別巧譯「吉時診斷」（timely diagnosis），這實在是一個重要的概念。簡言之，由於退化性失智症（如阿茲海默症、路易體失智、額顳葉退化症等）的臨床病程達可達 10 年或更久，未來幾年突破根治之可能性不高，被動式的社區普篩、太早診斷對病人及家人不但沒有幫忙，反而有心理及生活上的副作用。

　　比較正確的做法是全民養成**三動兩高、預防失智**的健康行為，對失智症早期症狀有概念，一旦出現認知功能退化，儘速尋求失智症診療醫師診斷，除了接受藥物治療之外，更要採取非藥物的介入，以改善症狀與延緩退化的速度。

松鼠之家——**失智症大地**

🔵 台灣失智診療現況

2017 年初，有幸參與「衛生福利部長照 2.0 失智照護服務規劃及推動」討論會議，議題包括建立失智照護專業人員人力培訓制度、失智社區服務發展計畫（社區失智服務據點、社區失智共照中心）及失智長照服務內容標準等。**林奏延**部長開場致詞並聆聽報告，看得出來，林部長很了解這件事的重要性，並給予高度的支持。

出席人士對議題踴躍發言、表達看法與建議。會中，老人福利推動聯盟吳淑惠秘書長提到，許多失智病人在社區或機構接受照護，但是診斷大都只提到失智，進一步的診斷名稱則不確定。

根據衛生福利部委託 TADA 於 2014 年調查推估，台灣地區達到輕度失智（CDR 1.0）以上的高齡人口為 141,708，加上 65 歲以下失智者頂多 2 萬人，總計為 16 萬。然而，一份健保署資料顯示，2015 年台灣地區失智症診斷有 160,813 筆（表二），等於全數失智病人都已經就醫診斷。由於目前全台灣身心障礙的領證率約三成，因此全數診斷這個可能性不高；重複也許是一個可能，或者只要病人抱怨記憶不好或其他理由（如開立種種證明書、申請外籍看護等），醫師就下了失智症的診斷。

健保署提供資料羅列的失智症種類更值得關注，其中，阿茲海默症的診斷只占了 6-7%，這與一般認為 60-70%的占率相差太遠。在台灣，不論訓練背景或專長，醫師都有機會下失智症的診斷，這樣就難保失智症種類的正確性了。

表二：近幾年台灣失智症診斷概況（衛生福利部健保署）。

診斷項目	失智症診斷就醫人數統計		
	102 年	103 年	104 年
失智症	69,620	74,764	77,361
初老年期痴呆症	13,234	13,740	13,669
老年期痴呆症 併憂鬱或妄想現象	31,287	33,570	34,397
老年期癡呆症 併譫妄	6,575	7,152	7,276
動脈硬化性痴呆症	14,850	16,069	16,448
阿茲海默氏病	9,178	10,119	11,629
畢克氏病	26	31	33
總和	144,770	155,445	160,813

然而，正確診斷失智症與種類是十分重要的。

拿感染性疾病來說。大部分的感染症都會發燒，發燒是一個重要症狀，用溫度計很容易客觀地量測體溫上升，但是若要知道是哪一種病原就得抽血、培養、並進行抗生素的敏感度等等，才能對症下藥。知道哪一種「病原」、導致哪一種「感染症」，才有治癒的可能（表三）。光是知道發燒，只用退燒藥解決症狀，有可能導致嚴重後果。

同樣地，認知功能退化、精神症狀或行為異常可能是失智，除了要排除藥物副作用、內分泌異常、維生素不足等可逆因素外，仍要試圖分類是哪一種失智症、或混合型失智症，光是診斷「失智」是不足的，這就好像對感染症的病人及家屬說病人得了「熱症」就結案，是不恰當的。

表三：比較感染症與失智症的類似性。

	感染症	失智症
症狀	發燒、畏寒等。	認知功能（如記憶、語言、認路等）與精神行為障礙（如妄想、幻覺、躁動等），足以影響日常生活。
工具	體溫計	腦力檢查、精神行為評估、日常生活評估等。
確診流程	詳細病史、身體檢查、抽血、培養、抗生素的敏感度等。	詳細病史、身體檢查、神經心理學測驗、結構性與功能性腦造影、基因、血液、腦脊髓液等。
原因	肺炎、泌尿道感染、腦膜炎等。	阿茲海默症、血管性失智症、路易體失智症、額顳葉退化症、巴金森失智症、頭部外傷失智症、可逆性失智等。
處置	抗生素、引流、營養、強化免疫力等。	藥物（部分失智症可能有效）、非藥物（認知行為訓練等）、整合性失智照護、社區服務與支持。

（白明奇製表）

 ## 正確診斷失智症的重要性

其實，失智只是代表一種狀態，指後天性大腦認知功能退步，可能出現精神症狀與問題行為，失智者會逐漸失去生活自主性，因此，失智病人不僅自身受苦，周遭的人也因而身心疲累，失智者及其照顧者都是長照 2.0 服務的重點對象。

然而，造成失智狀態的原因很多，民眾最有印象的大概是阿茲海默症了！阿茲海默症占了所有失智者總數約六、七成，又因為美國前總統雷根的現身說法與媒體宣傳，而使得聲名大噪。阿茲海默症早期最明顯的症狀就是記憶力變得不好，說了又說，問了又問。除了阿茲海默症之外，還有

許多種類的失智症，如血管性失智、路易體失智、巴金森失智、額顳葉退化症、頭部外傷導致失智、水腦症等等（表三），其初發症狀、擾人問題行為與進展各有不同。年紀越大，混合型越多，不僅藥物治療不同，連照顧的原則與對策都不一樣。例如給予額顳葉失智症病人用來治療阿茲海默症的乙醯膽鹼酶抑制劑可能帶來相反的效果，更浪費健保資源；又例如額顳葉退化症一般發病年齡較早（如發生於五十幾歲），並用語言障礙或脫序行為作為初發症狀，經常被診斷為憂鬱症、或根本沒有診斷出來；還有，路易體失智與巴金森失智用藥要十分小心，否則運動障礙與精神症狀會互相牴觸、消長出現，這類病人的妄想與睡眠問題也要特別關注。

不僅如此，失智症的診斷也連帶影響後續的認知復健，延緩惡化計畫與措施，介入特別須注意事項與法律財務規劃等。這樣看來，失智症的鑑別診斷真的很重要。

席間，我發言建議應該建立「失智症診療醫師訓練與認證制度」，讓所有醫師都能初步診斷失智狀態，並轉介失智症診療進階醫師以確立診斷。完成診斷可以讓病人及家屬進入長照的服務計畫，長照據點人員也較清楚服務內容與方向。我並說明，台灣臨床失智症學會已經完成規劃「失智症診療醫師資格甄審辦法」。

 結語

台灣長照服務法已於 2017 年 6 月 3 日正式啟動，公部門正努力將各種服務與支持提供給失智者與家屬，此時正是重視失智症正確診斷的最佳時機。

鑑別與正確診斷是醫師的責任，正確的失智症診斷是失智照護的開始。

 松鼠之家──失智症大地

新聞報導失智症個案是社會落後的象徵

國人的健康知識從何而來？可能是聽說、網路、報紙或自己想，很少是從書籍或是正式課程習得。

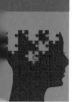 **將失智症視為光怪陸奇，代表社會的落後**

如果有一個人的尿漬爬滿螞蟻，大概上不了新聞版面，因為民眾都知道這就是糖尿病；開車迷路、半夜遊走、懷疑配偶有外遇的忌妒妄想、不認識配偶、不斷地買東西等等症狀，卻被當作奇聞刊登，反映了這個社會的落後。

正確地去認識疾病應該是透過書籍或演講、甚至是學校教育系統性的途徑，如果社會新聞以聳動、可笑或幾近於輕蔑的方式來報導失智病人的症狀，代表這個社會的人民對失智症懵懂無知。

衛教不能等，政府準備好了嗎？

　　失智症已經是一個不可抵擋的高齡盛行狀態，對於這樣一個重要、盛行率高的疾病，衛生福利部、教育部、地方政府或相關協會、學會都有義務持續宣導與教育民眾。民眾的健康與衛生教育是要持續進行的，就像每年秋天總是有一批新生入學，低年級的老師總不能說去年已經教過了。

　　如今，全世界每 3 秒就有 1 個失智症病人被診斷出來，世代更迭，隨時都有人面臨失智症的衝擊與影響。台灣人民到底有沒有理解這件事，我們的政府又到底準備好了沒有？

預防失智是一輩子的事

《強健腦的 56 個習慣》 的作者米山公啓先生與我同為神經科醫師，筆法相當輕鬆與平易近人，讀來特別親切。作者所提到的方法不見得都有學理根據或實證，關於此點，讀者可要自我提醒。儘管如此，只要是健康行為，對身體好，對大腦應該也有幫忙。

 ## 研究已證實失智可以預防

讀者要記住一點，那就是失智症是可以預防的，更精準地說，是有辦法延後失智症發病的時間點、且讓退化的速度變慢，以下就是一個實證。

「芬蘭認知障礙與失能預防計畫（The Finnish Geriatric Intervention Study to Prevent Cognitive Impairment and Disability Study，簡稱 FINGER study）」初步的成果發表在知名英國醫學雜誌《*The Lancet*》，這是全球第一個大規模社區群體的研究，期中報告證明運動、認知訓練及健康行為確實對腦力有好處。

總主持人為 Miia Kivipelto 教授，研究者所屬機構包括瑞典斯德哥爾摩的卡洛琳學院（the Karolinska Institute in Stockholm, Sweden）、位於赫爾辛基的芬蘭國立健康福利研究院（National Institute for Health and Welfare in Helsinki）以及東芬蘭大學（University of Eastern Finland）。1,260 位年齡介於 60 至 70 歲、來自社區的參與者，一半被隨機分配為實驗組、另一半為對照組，實驗組由一個包含醫師、護士及健康專家組成的團隊提供定期、持續的指引，指引內容包含健康飲食、強化肌力與心肺功能的運動計畫、腦力認知訓練以及代謝與心血管危險因子的控制等等。

2 年過去，實驗組在神經心理學測驗模組上表現上優於對照組 25%以上，執行功能高出 83%，心智速度更高出 150%。這個研究結果令人振奮，相信對失智症的預防提供很好的支持，此團隊將持續進行全程長達 7 年的計畫，讓我們拭目以待最終結果。

 ## 及早開始強健腦吧！

如果可以讓每個人的失智症病人延後 5 年發病，到了 2050 年全球可以因此少一半的失智病人，這樣可以緩化各種人力、物力的耗損，對於台灣的長照保險的壓力，必有助益。

也許讀者會問，如果延緩失智退化的速度，那會不會因此讓病人及照顧者受苦的日子也拉長？還好，目前已知所有介入並不會拖延失智的全程。

預防失智是一輩子的事，請讀者及早開始。

＊本文為《強健腦的 56 個習慣》推薦序。

8-6

高齡、失智與駕駛

　　高齡者駕駛問題已經在國內討論很久了，主因是高齡者駕車肇事的新聞一旦上報，馬上就有立委跳出來開記者會，要求主管機關想辦法。

 日本 75 歲駕駛須檢驗失智症

　　以下是 2017 年 3 月 8 日公視網的新聞報導：「日本原本的道路交通法道路交通修正法規定，75 歲以上的銀髮族，要申請更新駕照時，必須到政府委託合作的駕訓班中，做智能檢驗。目前儘管駕駛有可能罹患失智症，但只要不違法，就不會強迫做失智症檢驗。但過去幾年來，由於銀髮族車禍事故多，日本政府新上路的〈道路交通修正法〉規定，從這個月 12 號起，強制要求 75 歲以上駕駛，在更新駕照時，有義務檢驗是否罹患失智症。一旦檢驗出可能罹患症狀，就會即時取消駕照。但規定上路後，一年最少有 52,700 人需要檢驗，讓醫院中，申請的受檢者爆增 13 倍」。

記得有位同事的爸爸被診斷得了失智症，還每天開車上路，經常東擦西撞。他當教授的兒子於是上網學美國人把車子弄壞、把鑰匙搞丟，想說這樣就萬無一失。想不到教授老爸立刻去買了一部新車！

閉起眼來，任何人都能合理推論，高齡者的眼、耳、平衡等感官、手腳等身體機能、反應能力及認知判斷都不如以往，然而，大家也許不知，高齡駕駛者最重要的問題人物就是失智者。因為老人若是得了如中風、心臟病、骨骼關節退化等其他疾病，通常會自我或被家人限制單獨外出，只有輕度失智、或更輕微的認知障礙狀態者，雖不至於五穀不分，卻仍四體勤勞，駕駛如昔，隱藏危機而沒有人知道。

台灣針對高齡者駕駛的措施

前幾年，交通部公路總局為了這件事全島走透透，在北中南東開了 4 場公聽會，更之前還舉辦多次專家會議以及撥款專案研究，雖有結論，但仍不敢實施。直到選舉完畢，公路總局決定要利用某種機制來限制高齡者的駕駛，出發點是正確的。方法是利用翻譯自日本的認知檢查，期望能將仍在駕車的高齡者之中找出不適合開車者。筆者看了內容，很像是失智症的檢查量表，門檻很低，沒有通過者應該算是很「不適合」的駕駛。

話說回來，沒有通過篩檢的高齡駕駛，難道他或她們周圍的家人都無法察覺嗎？

在那幾場的公聽會與專家會議中，對於進展到中度嚴重度的失智病人給予駕駛限制，大家都沒有反對意見；但是輕度失智病人的駕駛問題，卻仍然沒有共識。很多人會為住在都會區以外、交通不便利的地區的人說話。這是出於善意沒有錯，不過，一位曾擔任過直轄市交通局長的教授說，駕駛執照不是與生俱來，這是經過筆試、路考而給予的「特許權」，總不能因為考慮方便而造成更多用路人的生命、財務威脅，大家應該全面考量。

家屬應肩負勸說及監督的責任

沒有被提及的問題還有幾點。第一，行為亞型的額顳葉退化症（behavioral variant of frontotemporal lobar degeneration）的病人經常闖紅燈、接罰單，但是一點反省的能力都沒有，這群病人發病年齡多在 50～60 歲之間，如果在疾病早期，開車的比例就更高，國人大概都沒有聽過，這個問題因此被嚴重忽略，是一大隱憂。

第二，輕度認知障礙者（mild cognitive impairment）是失智症的預備軍，雖然未達失智，但是這群人的空間定向感與認路能力接近輕度阿茲海默症者，可怕的是，根據成大醫院失智症中心的數據，他們的駕車頻率、用路經驗與認知正常者相當，這是另一個隱憂。同時，科技部委託成大進行中的高齡者駕駛整合研究計畫也得到一個結果，曾經發生迷路者，發生車禍的機會是沒有迷路者的將近 3 倍。

第三，除了監理所、職能治療師、臨床心理師要負起高齡者駕駛第一線把關的責任之外，還涉及保險、運輸業、資訊業、甚至警政，好好了解，說不定是一個值得開發的事業呢！

　　總之，民眾一定要深入了解失智症，家人有失智症狀就要快點就醫，同時，家屬也要協助勸說放棄或在監督下駕駛，在自動駕駛還沒有全面開發成熟之前，社會各界能夠提出共乘或替代（如一元計程車 One-dollar Taxi）的方案，才是解決高齡駕駛的王道。

預防長者跌倒
居家環境很重要

最近，成大醫院失智症中心的同仁想要了解失智病人跌倒意外的情形，希望能幫忙病人，最好也能教導民眾預防跌倒的方法。

 失智老人跌倒比例非常高

經過初步的調查，這才發現事態嚴重。實情是過去 1 年之中，受訪的失智老人發生跌倒 2 次以上的病人比例高達四分之一，不少病人甚至導致造成骨折、頭部外傷等嚴重後果，據身兼台灣物理治療師公會理事長的楊政峰老師說，這是一般正常認知健康老人的好幾倍。

當然，跌倒的原因很多，除了病人自身的生理機能如平衡、肌力與步態之外，跌倒也與病人的精神狀態或妄想、幻覺、躁動等問題行為有關；當然，居家環境更是重要的因素。

另一位成員、專長為失智症空間規畫的建築師陳柏宗博士說了幾件事，令人印象深刻。

有一次陳博士到日本參訪相當進步的老人在宅醫療，原先計畫參訪 8 戶民宅，行程之中，卻有 2 處被日方建議不要進入，這 2 處正是失智病人的家。一般而言，從外觀就可判斷住在屋內的人出了什麼問題；失智病人的家多半破損、沒有修復，花草凋萎、枯乾雜亂、掉漆、殘磚、斷瓦等，更難以想像開門見內的情況。

熟悉的住家環境讓長者生活更自在

住家環境也可能引發幻覺或躁動，因而導致跌倒。掛著的衣服常被看成飄動的人，噪音或走動聲也會引來病人不安、甚至咆哮，光線昏暗或過亮都不好，氣味更容易影響情緒，氣味是最原始的感官神經訊號來源，直接從外界送到杏仁核與海馬迴。由此可見，住家環境的合宜的重要性，與跌倒也有相當的關聯性。

有些在日本鄉下的家屋（group home）是利用閒置已久的民宅，對於被安置在此類家屋的失智病人、甚至認知健康老人而言，雖然處所相當乾淨，但卻不是自己的，因為環境不熟悉，沒有個人的記憶，甚至連屋裡供奉的神主牌位也是別人的，住民只能整天呆坐。

這也讓我想到很久以前住在南投鄉下的祖母偶爾來台中短住，祖母整天沒事幹，只能安靜地坐在沙發上打盹，這與逢年過節回到南投祖厝探望所見，祖母在屋內行動敏捷，取物烹煮相當靈活的模樣，簡直判若兩人。

　　一個人能夠在熟悉、又能掌控的空間生活作息，相信是一件很快樂的事情。

失智，沒有標準照護，
只有特殊照護

 出生時可能就決定未來會不會失智

一個人會不會得阿茲海默症（Alzheimer's disease），在她或他呱呱落地時，有 6 成 5 的機率業已決定；後天的努力或許能延緩臨床發病年齡、抑或緩和惡化速度，而這後天努力的關鍵在於是否養成健康行為及正確的生活習慣。

即使未來有一天根治阿茲海默症的藥物被發明了，貢獻人因而受頒諾貝爾獎，但這項成就卻無法阻斷腦中已經進行 10～20 年病理變化歷程的未來病人。既然如此，藥物以外的療法就愈顯重要，這在《別讓記憶說再見》著墨很多，能夠詳讀本書的讀者後必有助益。

失智照護沒有標準

　　本書作者伊佳奇先生除了是本文作者的建中校友，更受聘於台南市的熱蘭遮失智症協會擔任諮詢委員，伊先生個人照顧伊老爹的寶貴經驗，十分感人並總有啟示。或許有人與伊先生熟識，了解伊先生對待老父的方式異於常人，但是，失智，沒有標準照護，只有特殊照護。《別讓記憶說再見》書中描寫如何重視失智者尊嚴的段落，更是令人讚賞。

　　雖然伊先生並非臨床醫師，然而，從一個照顧者轉變成失智照護的宣傳家，從本書可以讀出作者的觀察力相當敏銳，對國家失智照護政策與民眾眼中的醫療實務的批判更是相當銳利、很到位。身為台灣失智症診療醫師培育搖籃的台灣臨床失智症學會理事長，不禁汗顏。

　　本書的資料相當新，很跟得上世界的脈動，知識涵蓋的層面也很全面，例如提到種種生物標記的推出可能帶來的衝擊，這絕對讀者們必須要深思熟慮的。

　　當我讀完《別讓記憶說再見》的文稿，內心不禁浮出一句話，這是一本值得閱讀的好書。

＊本文為《別讓記憶說再見》推薦序。

第九篇

電影中的失智症

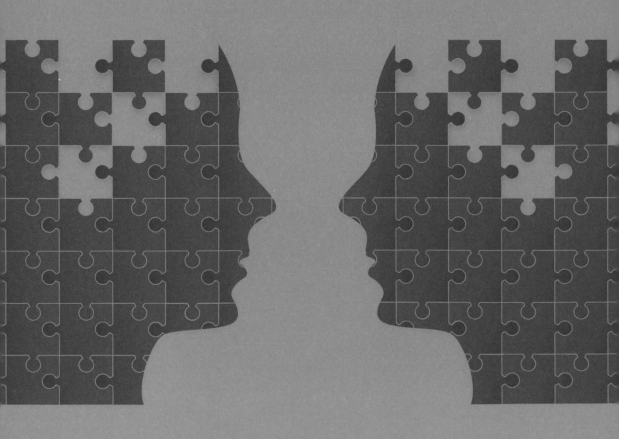

在台灣，每 20 個老人就有 1 個失智，如果極輕度失智及 65 歲以下的失智者也算進來，台灣（2018）的失智人口將近有 28 萬、或者更多，這麼常見的疾病狀態，即使不斷的宣導，社會大眾卻仍不甚了解。

記得唸北醫時，校刊「綠杏」、「北醫青年」曾多次刊出與疾病有關的電影簡介，當時小兒科林守田教授曾經多次為文介紹有關兒童疾病的電影。透過電影，可以讓人很快地了解疾病，更可以讓觀眾同理、體會病人與家屬的感受。

我想，與失智症相關的電影也是如此。

人生的探戈

這是一部描寫一位日本紳士行為怪異，終於被診斷為額顳葉退化症（frontotemporal degeneration）的影片，這類影片十分罕見的。

百合子繼承了原來是大學英國文學教授堂島修治郎的基因，如今也在福岡與北九州一代執教鞭，並過著令人稱羨的日子。但是，這一切在堂島家女主人突然去世後，起了很大的變化。

喪妻後性情大變

過去是彬彬君子的修治郎因為偷竊、不雅、冒犯女子等行為，一再遭到警方留置，可能是沒有病識感的緣故，修治郎似乎沒有悔意，這讓堂島家人很沒面子。

一開始，大家都以為修治郎是晚年喪妻所帶來的情緒行為反應，但是接連的不當行為，終於被家人帶來大學病院的醫師診察室。

醫師診斷為額顳葉失智症。面對目前在日本被視為絕症的額顳葉退化症，家人不免沮喪。

讓我們跳舞吧！

因為母親去世遲歸的舞蹈家次女實加子，決定留在日本，並開班授課。實加子透過舞蹈課程讓父親接觸到探戈，好像起了變化。

雖然是無藥可以醫治，但是混亂的行為可以靠藥物稍微緩和，逐漸地，透過舞蹈等非藥物治療，從修治郎身上看到的社會規範所不允許的行為有些減少。

黃昏遲暮，他們依舊優雅地翩翩起舞，什麼都不用說，讓我們跳舞吧！這是用在行銷該片的廣告詞。

額顳葉退化症的重點

《人生的探戈》這部片子有幾點值得注意。

1.記憶力障礙非主要症狀：額顳葉退化症的初發症狀幾乎都不是記憶力障礙，而是衝動控制不好（說髒話、闖黃燈、違規等）或自我約束力喪失而導致不當行為（偷竊、沒有羞恥心等），病人也都有飲食習慣改變、沒有信用、無法同理與同情、自私等，以上屬於行為亞型（behavioral variant），這大概就是堂島修治郎的所屬症狀。另外一類則為語言障礙為

主，常常找不到適當的字詞而說話停頓，或喪失語言中的語義了解，總之，和說了又說、問了又問，常迷路及妄想為主的阿茲海默症很不相同。雖然如此，被當成躁鬱症治療 10 年以上的此症病人，時有所聞。

2.沒有藥物能改變病情：額顳葉退化症目前在日本被視為絕症，病人所有醫藥開銷都由政府負擔，除此之外，由於此症病人多為男性、較為年輕，且多有問題行為，最好和其他種類的失智者分開，日本已經設有專門限定病人的額顳葉退化症日照中心或家屋。同時，非藥物治療已成為照護主流。

3.很多隱藏病人：退化性失智症發病之前，腦中的病理變化大都已經進行 10～20 年，若能早點發現問題行為，鑑別診斷，對日後照護計畫安排有正面的意義，這對額顳葉退化症病人及家屬而言，意義尤其重大。對未來藥物的研發，更是決定性的關鍵。

最後，《人生的探戈》有幕場景還頗令人感動的。

演講會場中，堂島修治郎穿著講究，當眾朗誦著英國詩人的作品，聽眾規矩地坐著聆聽。

就像以往一樣，什麼事都沒有發生。

記得我愛你

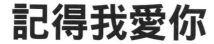

Se souvenir des belles choses（英譯 *Beautiful Memories*, 2001，台灣譯為記得我愛你）這部電影是發生在法國鄉下松鼠療養院的故事，也是本書書名的最初由來。

這是一部很寫實、又很有想像力的影片，描寫具有家族顯性遺傳、罹患早發型阿茲海默症的年輕病人克萊爾（Claire）住進松鼠療養院後發生的故事。

 ## 松鼠療養院的克萊爾

一開始，克萊爾被姐姐送到了松鼠療養院，療養院裡頭除了失智症的病人外，還有妄想症、失憶症以及種種無法分類、各式各樣的大腦疾病病人。松鼠療養院裡，從院長 Dr. Christian、員工及醫護人員與病患之間誇張的言行互動，是活在東方世界的我們難以想像的。這部影片的表現戲法，可以看到許多深厚的醫學底子。例如，病人雖然喪失生活情節的記憶

（episodic memory），但是操作性記憶（procedural memory）仍然保留，這在神經心理學上是很重要的概念；還有，愛情的能力，可能也與記憶的處理過程與腦區分開。

克萊爾入院時，院長給她一本「記憶護照」，用來記錄每天發生的事情。在她確知與母親一樣得了早發型阿茲海默症之後，克萊爾寫下了「記憶中美好的事物」的字句。

不久，克萊爾認識了因為車禍腦傷導致嚴重失憶症的菲利普（Philippe），兩人並進而發生戀情。菲利普的病可能是解離性失憶（dissociative amnesia），因為在一次車禍中，菲利普的妻女都不幸去世，若沒有這種失憶，在身心創傷的急性期、臉上還留著未癒傷口的菲利普是很難存活下來的，這或許是上天的憐憫。

克萊爾與菲利普兩人同樣都因為記憶障礙住進來，隨著時間進展，男主角的記憶逐漸恢復，原來擔任品酒師的菲利普在經過幾次測試後，表現優異，證明各種認知功能都回到原來的狀態；然而，克萊爾卻日漸退步，這是一種很殘忍的交叉曲線表現方式。

🔘 令人感傷的失語症

兩人戀情急速發展，最後還住進了由院長 Dr. Christian 提供暫借的房子，開始了同居生活。雖然菲利普利用大量地便條紙來提醒克萊爾的生活作息；外出時，更利用菲利普預先錄好路徑說明的錄音機、以指引克萊爾

松鼠之家——失智症大地

買完麵包等日常用品後返家的路，但是到後來，克萊爾連使用這些幫助的能力都喪失了，活生生的演出失智症病人面對認知功能敗壞的窘境。對恢復記憶的菲利普而言，不但要面對痛失妻女的傷痛，更要接受克萊爾認知江河日下的事實，這是對記憶功能的反諷。

最後一幕描寫失語（aphasia）症狀的過程十分傳神精采，但更感傷。

當有一次克萊爾不小心摔壞了賴以認路的錄音機，陷入迷失、慌亂的情境，當菲利普終於找到迷路的克萊爾時，克萊爾試圖表達內心的感受，但是在菲利普聽來卻是無法理解的亂語；相反地，克萊爾對來自菲利普激動、關心的話語，卻一句也聽不懂，這或許就是失語症病人真正的感受，但是從來沒有人知道過。

我很欣賞松鼠療養院院長的風格（除了風流韻事之外），夢想有天也能開一家像這樣的療養院，專門收治各種大腦高次機能障礙的病人。

我想念我自己

2015 年 3 月 12 日，成大醫院失智症中心在南紡夢時代舉行活動，邀請各界人士觀賞院線片《*Still Alice*》（中文片名：我想念我自己），這是一部描寫早發型失智症（young-onset dementia）的片子。

當天來了成大副校長陳東陽、歷史系蕭瓊瑞教授、主任秘書楊永年等人。影片準時開映，觀眾很快安靜下來，之後，隨著影片播放，不時聽到啜泣聲。

讀者可自行租片欣賞以了解詳細內容，此文僅提出幾點拙見，這也是筆者在醫學院授課時常提及的幾個重點。

🔵 醫師觀片重點

1.發病年齡：主人翁 Alice Howland（Julianne Moore 飾）是知名大學語言學教授，在剛過完 50 歲生日、正處於人生黃金巔峰，就被神經科醫

師宣判得了阿茲海默症，因為典型阿茲海默症出現臨床症狀約在 70 歲，顯然這是早發型的失智症。然而，Alice 卻想不起家族中有誰得了阿茲海默症，只提到父親於 40 幾歲就因車禍去世，難道父親把基因（presenilin-1, PS-1）傳給女兒，自己卻在發病前離世。

2.汙名化：當 Alice 把診斷告訴系主任時，想不到系主任回應，原來先前學生的教學評量反應都是正確的，說 Alice 上課中常常停頓、接不下去；上課內容凌亂，無法回答學生提問等等。系主任並立刻要 Alice 儘快提出辭呈，說起來還真有點殘忍。

3.病識感：一開始，當 Alice 還很有病識感的時候，甚至還策劃一個完美的自殺計畫。我只能說原著作者 Lisa Genova 是很有想像力的。但是，這也說明有些阿茲海默症病人在早期仍然保有的病識感可能帶來很不舒服的感受，這也是當今在提倡友善社區的用意，希望讓所有失智者能盡可能過著和過去一樣的生活、並被公平對待著。

4.基因檢驗：Alice 生了 3 個小孩，老大 Anna 是律師，正懷孕待產，老二 Tom 念醫學，剛好是實習醫師階段，老三 Lydia 是藝術創造者，從西岸飛來，三人看到母親的失智症是顯性遺傳，都去接受基因檢驗。結果是律師中標，實習醫師安全，藝術家不想知道結果，這真的很反映現實社會的實境。醫學院的課程中，我經常問學生，如果知曉交往中的男女朋友可能是早發型失智症基因帶因者，會如何考慮？如果將來結婚後，胎兒羊膜穿刺檢驗（目前不允許這麼做）得知帶有早發型阿茲海默症基因 PS-1，會如何考慮？

5.認路障礙：我個人印象最深刻的是 Alice 在慢跑中途經哥倫比亞大學圖書館前迷失了方向，導演用模糊影像來代表主人翁迷路了，雖然多花了一些時間還是返回家中，但卻讓她先生原本要去參加一個宴會遲到，這就發生了一個衝突。

6.家庭照顧者：當 Alice 處於一種逐漸失去自我照顧的時候，她的先生 John 剛好得到一個不錯的工作，但是需離家；律師及醫師子女都工作忙碌，不太可能全時照顧，這樣，照顧 Alice 的任務很自然就落在看似自由的次女 Lydia 身上，讀者可能很清楚，在台灣，對於失智、失能病人的照護工作多半是配偶或子女來負責，其中有許多是未婚女兒或暫時失業的子女，這個海內外相似的狀況，讀者可以慢慢體會。

 讓家更緊密

終場，我請觀賞者發表感想。

副校長憶起了一段發生於 University of Columbia 的羅曼史；生活美滿的蕭教授則提到家庭成員支持的重要性。

散場時，只要是夫妻同來的，手都緊緊地握著；若是和子女一起來的，就擁抱得更緊了。

> **後註**：這部影片獲獎無數，包括 Julianne Moore 獲得奧斯卡最佳女主角獎，導演之一理查格拉澤 Richard Glatzer 在此片殺青不到半年，因另種神經退化症（amyotrophic lateral sclerosis，俗稱漸凍人）辭世。

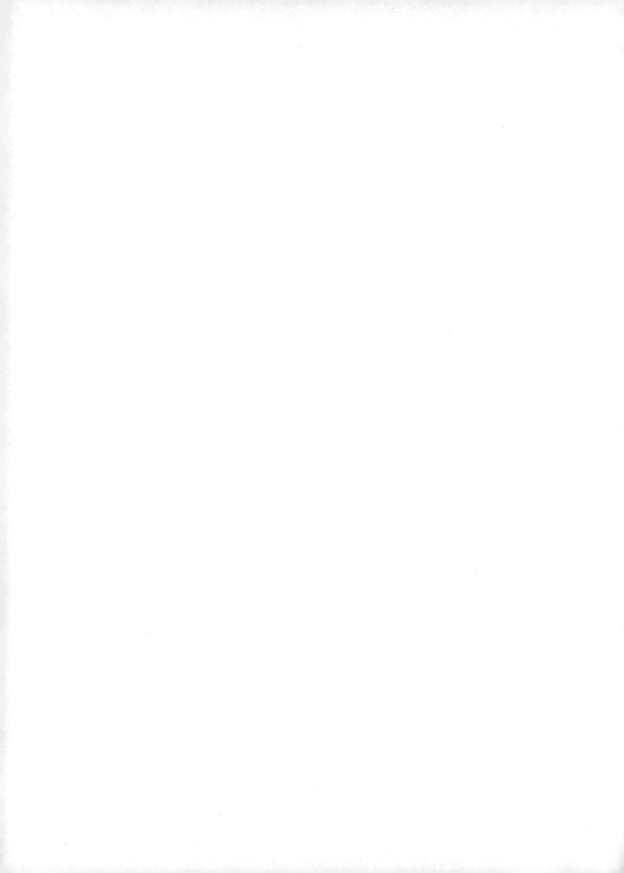

大眾心理館 A3348

松鼠之家
——失智症大地

國家圖書館出版品預行編目(CIP)資料

松鼠之家：失智症大地 / 白明奇著.
-- 初版. -- 臺北市：遠流, 2018.02
面；　公分

ISBN 978-957-32-8184-9（平裝）

1.失智症 2.健康照護 3.通俗作品

415.934　　　　　　106022552

作　　　者　白明奇
副總編輯　陳莉苓
特約編輯　周琳霓
行銷企畫　陳秋雯
封面設計　江儀玲

發 行 人　王榮文
出版發行　遠流出版事業股份有限公司
　　　　　100臺北市南昌路二段81號6樓
郵　　撥　0189456-1
電　　話　2392-6899　傳真 2392-6658
著作權顧問　蕭雄淋律師

2018年2月1日 初版一刷
2019年4月1日 初版二刷
售　　價　新台幣 320 元

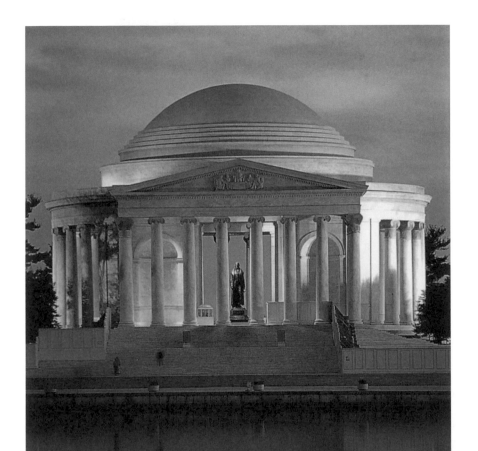

第十二屆北美洲成功大學校友會雙年會

華府成大校友會主辦

October 13-15, 2017 @ Tysons Corner Marriott, Virginia

成功大學

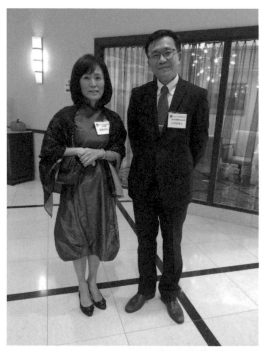

■ 本書作者陪同蘇慧貞校長出席第12屆北美洲成功
大學校友會雙年會,與當地校友合影,並代表成
大與美國喬治華盛頓大學簽署合作備忘錄。

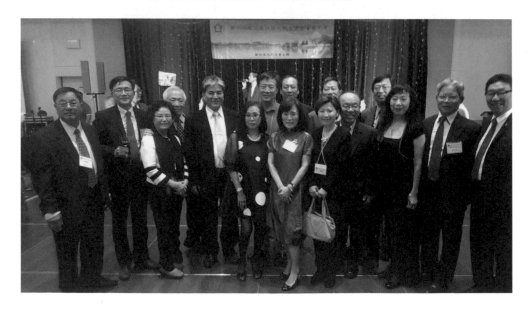

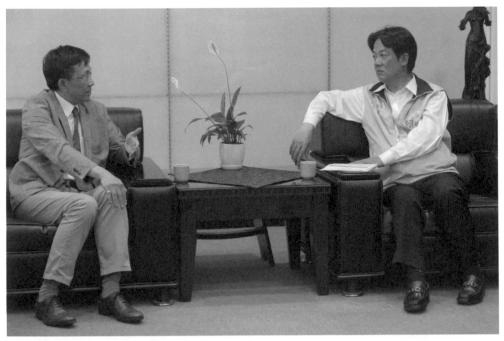

■ 本書作者拜會台南市長賴清德，討論台南市失智防治議題。

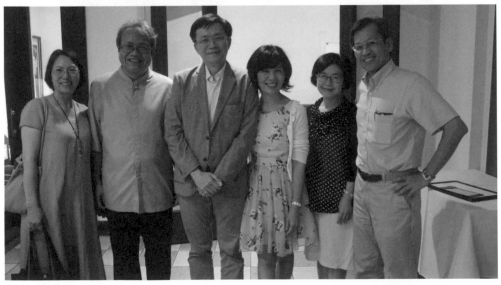

■ 本書作者與成大歷史系蕭瓊瑞教授伉儷（左）、成大生理所湯銘哲教授伉儷（右）合影。

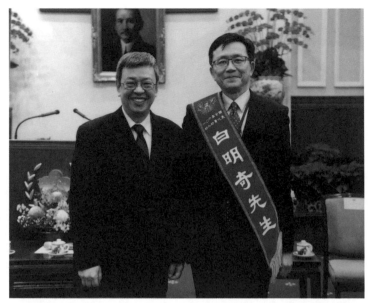

■ 本書作者當選 2017 年全國好人好事代表，與陳建仁副總統合影於
　總統府。

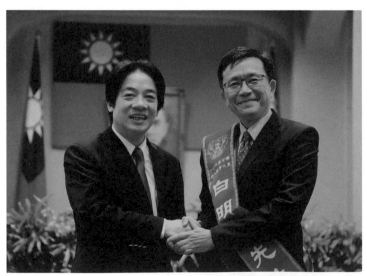

■ 本書作者當選 2017 年全國好人好事代表，與賴清德院長合影於
　行政院。

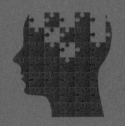

松鼠之家
失智症大地

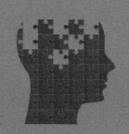

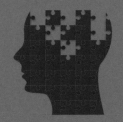

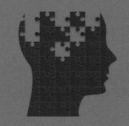

松鼠之家
失智症大地